# ET SI ON ARRÊTAIT DE SE MENTIR

© 2013, Éditions Solar

Tous droits de traduction, d'adaptation et de reproduction
par tous procédés, réservés pour tous pays.
ISBN : 978-2-263-06420-3
Code éditeur : S06420/02
Retrouvez-nous sur www.solar.fr

Solar | un département **place des éditeurs**

place
des
éditeurs

Erwann Menthéour

# ET SI ON ARRÊTAIT DE SE MENTIR

ALIMENTATION I SPORT I SANTÉ

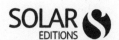

*À mon frère Pierre-Henri,
mon héros.*

# Sommaire

Avant-propos ................................................................ 11

Les régimes font maigrir .............................................. 17
1 calorie = 1 calorie ..................................................... 33
Il ne faut pas manger entre les repas ......................... 41
Arrêter de fumer : bonjour les kilos ! ......................... 49
La cellulite, impossible de s'en débarrasser ! ........... 57
Mieux vaut manger de la viande blanche
plutôt que rouge .......................................................... 71
Faire du stretching, c'est important après l'effort .... 81
Il faut arrêter le sport pendant la grossesse .............. 87
Le gras, c'est mauvais pour la ligne et la santé ........ 93
Je cours demain alors aujourd'hui,
je mange ce que je veux ! ............................................ 105
Sauter le petit dèj', c'est pas grave ! .......................... 111
Un bon bain chaud aide à s'endormir ....................... 121
Grâce à l'aspartame, on ne grossit pas ..................... 127
Quand on vieillit, on grossit ...................................... 143
Les produits laitiers sont nos amis pour la vie ........ 151
La musculation, c'est pour les culturistes ................ 163
Faire des abdos, c'est le secret d'un ventre plat ...... 169

Remerciements ............................................................ 175

# Avant-propos

Je suis vivant.

Je suis comme vous, j'ai envie de me sentir bien, beau, d'être heureux, en bonne santé, maintenant et le plus longtemps possible. « Comment faire ? me direz-vous. Existe-t-il un secret ? »

On entend tant de choses, on voit apparaître tant de méthodes et de produits, qu'il est difficile de distinguer le vrai du faux. Nous avons tous un parcours et une histoire, nous avons tous un état d'esprit qui nous incite à adopter tel comportement, à suivre tel principe ou telle stratégie. Puis, déçu par un résultat qui se fait attendre ou s'avère trop éloigné des promesses initiales, on penche pour d'autres arguments, qui nous conduisent en général à suivre le dernier « truc » à la mode et dont tout le monde parle…

Cela fait des années que j'accompagne, en tant que coach, des gens dans leur démarche pour aller mieux et que je suis en prise directe avec leurs petits et grands maux. Je les

« En matière de santé, de bien-être ou de nutrition, on entend souvent tout et son contraire. »

accompagne au quotidien, soit personnellement, soit virtuellement, via mon site de coaching fitnext.com. Ce qui me frappe le plus souvent est de constater à quel point ils sont perdus et déboussolés. La plupart du temps, pleins de bonne volonté, ils croient se faire du bien alors qu'ils commettent de lourdes erreurs. Il faut dire qu'en matière de santé, de bien-être ou de nutrition, on entend souvent tout et son contraire. Cela forme un contexte idéal pour que s'épanouissent les idées reçues, dont certaines sont aujourd'hui profondément ancrées dans l'inconscient collectif. Merci le marketing !

Je ne jette la pierre à personne. Nous sommes souvent les jouets de nos propres illusions. Il est extrêmement tentant de penser que l'on peut retrouver une ligne parfaite sans effort, sans rien changer ou presque de notre mode de vie et de ce que l'on a toujours cru être bon pour nous. Les slogans publicitaires ont d'ailleurs l'art de nous conforter dans l'idée qu'il est non seulement possible mais également facile d'y arriver, et, de surcroît, en un minimum de temps ! Les acteurs du business du bien-être, qui se livrent une concurrence féroce sur ce marché porteur, l'ont bien compris et essaieront toujours de vous le faire croire. Pour autant, se poser en contradicteur systématique de la pensée dominante ne serait pas plus honnête. Je vous rassure, ce n'est pas le sens de ma démarche.

J'ai voulu et conçu ce livre comme une boîte à outils. J'y ai placé les clés les plus utiles pour décrypter ce qui se joue

• AVANT-PROPOS

en nous (physiologiquement, chimiquement, mécaniquement) et autour de nous (économiquement, socialement ou même politiquement). Vous percevrez sans peine à quel point ces différents aspects sont étroitement liés.

Je ne suis ni un intellectuel ni un scientifique. Mon expertise vient du bon sens, du terrain et du vécu. Mais

« **J'ai d'abord expérimenté sur moi-même tous les conseils que vous trouverez au fil de la lecture.** »

faut-il être prix Nobel de médecine pour constater que l'évolution de nos habitudes alimentaires au cours de ces soixante dernières années a engendré une explosion des grandes pathologies modernes (cancer, obésité, diabète, maladies auto-immunes) ? Doit-on être docteur en économie pour comprendre l'influence qu'exercent désormais les industries agroalimentaires et pharmaceutiques sur le pouvoir politique ? Est-il besoin d'être un grand spécialiste de l'histoire contemporaine pour se rendre compte que le monde tel qu'il est marche sur la tête ? Je ne le crois pas.

Tout ce que j'avance et montre dans les chapitres qui suivent a été dûment documenté et vérifié. J'ai d'abord expérimenté sur moi-même tous les conseils que vous trouverez au fil de la lecture avant de les intégrer à mon quotidien, puis d'en faire profiter ma famille, mes amis et mes coachés. (Ils s'en portent très bien, merci !) J'ai envie de partager tout ce que j'ai appris – et continue d'apprendre –, car je crois aux vertus de l'information et de l'éducation. Éduquer, ce n'est pas dire aux gens : « Écoutez-moi. Croyez-moi. Je sais. » Éduquer, c'est expliquer, donner les bases pour comprendre le fonctionnement des choses, et permettre à ceux qui le veulent d'agir par eux-mêmes et de devenir des acteurs indépendants de leur propre santé.

Je ne suis pas un gourou et ne prétends pas guérir miraculeusement les malades. J'essaie simplement, à la lueur de mon itinéraire atypique (au cours duquel j'ai expérimenté le pire comme le meilleur, physiquement et mentalement), de faire entendre une autre voix. Une voix libre de tout lien avec les lobbies des industries agrochimiques, agroalimentaires et pharmaceutiques, une voix qui refuse de dire « amen » à tout ce que décident, déclarent ou certifient les pouvoirs publics et les autorités de santé. Les grands scandales sanitaires de ces trente dernières années (de la vache folle au Mediator en passant par l'amiante, le bisphénol A, et j'en passe) ont malheureusement montré les limites de leur expertise. Dans certains cas, on serait même en droit de se demander si ces institutions sont simplement influencées ou véritablement téléguidées par les lobbies industriels... En tout état de cause, la méfiance s'est désormais installée.

Le message que je veux faire entendre n'est ni celui du « tous pourris » ni celui d'un mépris ou d'un scepticisme qui ne me ressemblent pas. Il n'y a pas de fatalité. Je crois en l'homme, je crois qu'il est loin d'être démuni et qu'il peut toujours changer ses habitudes et ce qui l'entoure pour vivre mieux.

Pour y parvenir, je mise sur la meilleure arme : notre bon sens.

## IDÉE REÇUE N° 1

# Les régimes font maigrir

Je ne comprends pas… Je suis mon régime à la lettre depuis deux semaines. J'ai commencé par perdre des kilos, mais là, ça fait quelques jours que ma balance ne bouge plus d'un millimètre. Je stagne !

Ces mots, entre la plainte et le désarroi, je les entends souvent. Particulièrement, chez ceux qui ont déjà fait au moins une fois un régime. La traque aux kilos concerne aujourd'hui presque autant les femmes que les hommes. Si deux Françaises sur trois avouent vouloir perdre du poids, un Français sur deux ose aussi le dire, sans complexe. Autant dire que le business des régimes a de beaux jours devant lui et, dans une société où le temps

« On a fini par créer une génération d'angoissés du pèse-personne qui a perdu tout sens commun. »

s'accélère, maigrir à vitesse grand V est devenu le seul objectif qui vaille. Ce sont donc les méthodes express qui trustent le marché depuis une quinzaine d'années : « –10 kg en deux semaines ! », « Perdez jusqu'à 1 kg par jour ! ». Tentant, c'est vrai. Possible ? Assurément. Mais complètement aberrant…

Avec cette obsession du résultat immédiat, on a fini par créer une génération d'angoissés du pèse-personne qui a perdu tout sens commun. La clé de ces régimes en vogue pour perdre un maximum de kilos en un minimum de temps est de limiter radicalement l'apport quotidien en calories. En clair : se priver. Un principe vieux comme le monde mais pas très vendeur. Ô joie du marketing, on a donc lifté le concept pour l'adapter au goût du jour en lui donnant des noms qui sonnent « pro » du genre : « méthode hyperprotéinée[1] » ou « programme hypocalorique ». Reste que ce sont des régimes privatifs. Certes, ils font perdre des kilos plutôt rapidement, et parfois beaucoup mais, comme nous le verrons, ils ne sont pas sans conséquence inquiétante – ce qu'au fond tout un chacun pressent… Pourtant, ces méthodes recrutent toujours de nouveaux adeptes.

### Halte à la confusion !

Un des effets pernicieux de ces régimes miracles, c'est qu'ils ont créé une confusion préoccupante dans les esprits.

---

1. Voir idée reçue n° 9, p. 93.

Aujourd'hui, on confond « perte de poids » et « amaigrissement ». Perdre du poids, par définition, c'est peser moins lourd, constater une différence sur la balance, que ce soit de quelques centaines de grammes ou d'un ou deux kilos. Dans cette optique, un résultat ultrarapide peut être obtenu ne serait-ce qu'en se coupant les cheveux ! Ou même de façon involontaire en se déshydratant à la suite d'une gastro-entérite, par exemple… Maigrir, c'est autre chose : cela signifie perdre du gras. Pour y parvenir, il n'y a ni hasard ni tour de passe-passe. La seule solution consiste à allier une alimentation raisonnée à… une activité physique.

J'imagine que certains se disent déjà : « Non seulement il va falloir se taper un régime mais, en plus, faire du sport ! Et puis quoi encore ? » Je précise donc : primo, il y a une différence entre « faire un régime » et adopter un mode alimentaire raisonné et intelligent. Deuzio : oui, pratiquer une activité sportive est incontournable pour obtenir un résultat sur sa ligne (et sur sa forme !). C'est même crucial quand on recherche un effet durable. Mais il ne faut pas compter sur n'importe quel sport !

Le paradoxe de la solution que je propose est qu'elle permet de maigrir sans forcément

**« Au gras, on aura substitué du muscle qui, à volume égal, pèse trois fois plus que la graisse. »**

perdre du poids... Pourquoi ? Parce qu'au gras, on aura substitué du muscle qui, à volume égal, pèse trois fois plus que la graisse. Donc, question kilos, on observera peu de différence sur la balance, mais en échange on aura gagné une silhouette affinée, sculptée, et bien plus tonique ! Maigrir ne consiste donc pas à s'affamer pour cumuler les « – » sur sa courbe de poids. Cela consiste à adopter une stratégie qui fait perdre en tour de taille, de cuisses, de bras. Ces centimètres-là donnent une bien meilleure indication sur sa progression dans l'amincissement que le chiffre qui clignote quand on monte sur son pèse-personne.

Autre effet pervers induit par la plupart des régimes : la reprise de poids après l'arrêt du programme. L'étude NutriNet-Santé[1] est venue confirmer ce que nous, dans notre pratique de coach, nous constatons depuis longtemps sur le terrain : plus les régimes sont draconiens, plus vite ils font perdre du poids et favorisent, dans un deuxième temps, la reprise rapide des kilos prétendument perdus. Soit on se retrouve au même niveau qu'avant, soit largement au-dessus des kilos qu'on avait réussi à perdre ! Tous les régimes qui exigent de se priver de certains aliments, et donc de leurs nutriments et micronutriments fondamentaux, « ne fonctionnent pas dans la durée » conclut cette étude officielle. Ce qu'elle n'explore pas, en revanche, ce sont les mécanismes conduisant à cet échec systématique. Ils sont

---

1. Portant sur 500 000 personnes suivies sur cinq ans, cette étude menée sur Internet évalue les relations entre nutrition et santé.

pourtant simples et de pure logique, pour qui connaît un minimum le fonctionnement du corps.

### Pourquoi les régimes ne marchent-ils pas ?

Le corps conserve la mémoire des famines que l'humanité a connues au fil de son évolution et auxquelles il a dû s'adapter pour survivre. Sa règle d'or en la matière est de continuer, coûte que coûte, à assurer ses fonctions vitales en continu. Cette mission exige un certain niveau de dépenses énergétiques. Le seuil, c'est le métabolisme de base, c'est-à-dire l'énergie dépensée au repos pour maintenir l'organisme en vie. D'un individu à l'autre, ce besoin en énergie varie en fonction de sa taille, de son squelette, de sa masse musculaire, de sa génétique… Pour assurer ce minimum fondamental, quand notre corps est confronté à une période de privation (régimes, pénurie, guerre…), il met en place une réponse automatique : passer en mode « économie ». Ayant compris qu'il recevait moins d'apports caloriques, il se met à fonctionner

« Le corps va en effet juger préférable de rester en mode "éco"… au cas où une nouvelle pénurie survienne ! »

*a minima* pour préserver ses réserves, et donc abaisser le seuil des dépenses énergétiques nécessaires au maintien des fonctions vitales. Il va ainsi ralentir le métabolisme de base. C'est de la gestion en bon père de famille ! En période de crise et de difficultés financières, la solution est de réduire son train de vie pour faire face aux impôts, charges fixes, et autres dépenses incompressibles du ménage. Ce que nous avons parfois du mal à faire avec notre budget, notre corps, lui, le fait automatiquement...

Se lancer dans un régime équivaut donc à lui envoyer un message d'alerte : « Attention, restriction alimentaire ! » Hop ! Il va réagir immédiatement et enclencher le mode « économie ». On va alors dépenser nettement moins de calories au repos qu'avant. Si durant son régime, on constate qu'on n'arrive plus à perdre du poids, on sera tenté de se priver encore plus pour atteindre son objectif. Du coup, le corps réagira et vissera encore d'un cran supplémentaire le bouton « économie ». Le métabolisme de base, déjà ralenti, le sera un peu plus encore. À la fin du parcours, il aura atteint un nouveau seuil qui sera désormais la valeur référence, et ce de manière presque définitive[1]. Le corps va en effet juger préférable de rester en mode « éco »... au cas où une nouvelle pénurie survienne !

---

[1]. Un corps jeune qui se met à faire un régime pour la première fois aura encore la capacité de réadapter sa dépense énergétique de base, à la baisse comme à la hausse. En revanche, plus on va avancer en âge et moins le corps sera réactif, surtout si on lui a fait subir des régimes successifs !

## La bonne stratégie

Avant de commencer un régime, il existait un équilibre initial entre son métabolisme de base et son niveau régulier d'apports caloriques. La phase de restriction alimentaire va bouleverser cette donne.

**« Je dis, affirme et soutiens que ces régimes font grossir. »**

Comme je viens de l'expliquer, le corps se sera habitué à fonctionner avec moins. Revenir à une alimentation normale après un régime, donc à un apport calorique plus ou moins identique à celui qu'on a toujours eu, crée un hiatus avec le nouveau métabolisme de base fixé par l'organisme pendant le régime. Là où notre esprit considère que l'on revient simplement « à la normale alimentaire », le corps va, lui, traiter ce changement comme un surplus qu'il faut nécessairement stocker quelque part… C'est pourquoi, après tout régime basé sur la privation, une reprise de kilos est quasiment systématique, et elle fait presque toujours dépasser le poids qu'on affichait au départ… Par conséquent, je dis, affirme et soutiens que ces régimes font grossir. Leur erreur est de jouer sur la dépense énergétique de base en la réduisant. Or si on veut vraiment maigrir, il faut au contraire l'augmenter, ou la réactiver !

Comment ? Devinez…

Grâce au sport ! Vous vous attendiez à quoi ?! Et grâce, aussi, à un apport nutritionnel suffisant et raisonné. L'un ne va pas sans l'autre. En disant cela, je pense à un de mes coachés qui se plaignait, à notre premier rendez-vous, du fait qu'il avait beau faire trois heures de course à pied par semaine et suivre un « petit régime », il ne réussissait pas à atteindre le poids qu'il visait. « Je croyais que pratiquer un sport faisait maigrir ! » m'avait-il lancé, avec un air dépité. En cherchant à mieux cerner ses attentes et ses habitudes sportives et alimentaires, j'ai découvert qu'il faisait un régime cinq jours sur sept parce que le week-end, en famille, il préférait se sentir libre de toute contrainte. Entre autres choses, il aimait bien s'offrir, le samedi et/ou le dimanche, un petit tour rituel au fast-food avec ses enfants… Je n'ai rien contre dans l'absolu. Mais il faut savoir que pour éliminer un menu burger, il faut… 1 h 30 de jogging !

L'autre élément d'information à retenir est que faire du vélo ou courir, c'est bien mais cela brûle plutôt des calories sur le moment. Or, quand on cherche à maigrir, il vaut mieux pratiquer des activités physiques qui nous font dépenser des calories même au repos, donc qui augmentent notre métabolisme de base. Et, une fois de plus, cela ne peut s'obtenir qu'en se mettant aux exercices adrénergiques. En clair, on en revient toujours à la muscu !

Quand on fait des squats[1], par exemple, on met ses muscles à l'épreuve. Ils sont, le temps de la séance, en surchauffe, à condition d'y mettre de la niaque ! J'insiste là-dessus : sachez que plus l'effort est modéré, moins ses effets perdurent…

---

1. Exercice de flexion sur jambes.

*No pain, no gain* ! Pendant les trois jours qui suivent, le corps va travailler à récupérer, à se régénérer, à cicatriser, notamment en période de repos, moment où l'organisme a l'habitude de se consacrer à ses tâches d'autoréparation. Si ce type d'exercices se répète, il va s'adapter pour faire en sorte que ce soit plus facile à exécuter. La solution ? Se débarrasser de ce qui l'encombre, se délester du gras pour favoriser le développement du muscle. Comment ? En sécrétant des hormones (testostérone et hormones de croissance entre autres) qui favorisent ce processus dit « anabolisant ». Le programme « amaigrissement » s'enclenche alors naturellement…

Pratiqués deux fois par semaine, par séance de 45 minutes, les exercices de musculation (sauts, sprints, squats, fentes, etc.[1]) auront bien plus d'effet sur votre silhouette qu'un régime. Et ils seront plus durables s'ils sont associés à une alimentation responsable, c'est-à-dire couvrant l'ensemble des besoins, et concentrée sur la qualité des apports nutritionnels.

### Les règles d'or

Règle n° 1 : manger à sa faim. Dans nos sociétés développées, on a tendance à trop manger par rapport à nos besoins réels… Résultat, on consomme au quotidien, en moyenne, plus de calories que notre organisme n'en dépense (notamment du fait de notre mode de vie de plus en plus sédentaire).

---

[1]. Tous les conseils et les exercices de base sont sur www.fitnext.com.

Si on mange à la mesure de ce dont on a besoin, l'organisme n'aura aucune raison de déclencher le phénomène de stockage. Un petit conseil entre nous : ménagez-vous cinq petits en-cas dans une journée plutôt que de vous limiter à trois repas par jour[1]. Sachez que plus vous laissez passer de temps entre les repas, plus vous arriverez à table avec la faim au ventre, au risque de vous précipiter sur tout et n'importe quoi !

Règle n° 2 : privilégier les bons nutriments. Évitez les plats transformés et l'alimentation industrielle en général. Ils sont fabriqués avec des ingrédients dont le corps ne sait souvent que faire (édulcorants, exhausteurs de goût, graisses saturées, produits transgéniques). Et en plus, ces pollutions alimentaires inhibent un certain nombre de mécanismes chimiques du corps, notamment celui de la lipolyse (combustion des graisses). Choisissez les bonnes protéines et, au rayon fruits et légumes, optez plutôt pour le bio. C'est la garantie d'acquérir des produits non traités avec des pesticides. Bref, favorisez une alimentation la plus exempte possible d'ajouts chimiques ou synthétiques.

> « Ménagez-vous cinq petits en-cas dans une journée plutôt que de vous limiter à trois repas par jour. »

---

[1]. Voir idée reçue n° 3, p.41.

**Règle n° 3 : se méfier de soi-même !** Vouloir se nourrir sainement c'est une chose, une bonne chose. Mais cela ne doit surtout pas tourner à l'obsession ou à une sorte d'intégrisme alimentaire qui risquerait d'être nuisible ! Nourrir son corps de façon « trop » saine lui fait courir le risque d'affaiblir ses défenses immunitaires. Réintégrer de temps à autre, dans son bol alimentaire, des ingrédients généralement proscrits va en quelque sorte jouer le rôle de vaccin. Pour que nos petites armées intérieures qui luttent au quotidien contre toutes sortes d'attaques virales, bactériennes, etc., restent efficaces, il faut bien les garder en alerte et les mettre à l'épreuve. Par ailleurs, s'autoriser une récré « junk food » de temps à autre, c'est une façon de respecter la règle n° 1. Avec un

« **Nourrir son corps de façon "trop" saine lui fait courir le risque d'affaiblir ses défenses immunitaires.** »

booster calorique ponctuel, on rappelle à notre organisme qu'il n'est pas en période de manque et qu'il n'est donc pas nécessaire d'enclencher le mode « économie » et le mécanisme de stockage. « Craquer » est donc, d'un point de vue physiologique, utile. Ce n'est pas seulement le fruit de notre faiblesse psychologique et de notre incapacité à résister aux tentations... Ça fait du bien de le savoir, non ? Attention, quand on a adopté un mode alimentaire très sain, on risque de ne pas se sentir bien après un repas trop riche (lourdeurs, aigreurs d'estomac, maux de tête, nausées...) : c'est bon signe ! Votre corps « vit », il montre qu'il est réactif et qu'il cherche à éliminer au plus vite le produit de cet écart qu'il considère comme un poison.

À ceux qui sont en plein régime, quel qu'il soit, je recommande aussi chaudement de se ménager, occasionnellement, des parenthèses dans les règles nutritionnelles, souvent strictes, qu'on s'est fixées. En se privant, on se fait mal physiquement et psychologiquement. S'octroyer une pause, avant de repartir dans un programme dont on n'entrevoit pas toujours l'issue, permet de relâcher la pression. C'est d'un coup un peu moins effrayant, et tellement moins frustrant !

### Pour résumer

- On oublie les régimes privatifs... qui font finalement grossir !
- Inutile d'avoir les yeux constamment rivés sur le curseur de son pèse-personne. Faites-le une fois par semaine maximum, toujours le même jour, à jeun et au réveil.
- Adoptez une alimentation saine, responsable et intelligente.
- Comme une personne musclée brûle plus de calories, même au repos, il faut s'employer à (ré-)accélérer son métabolisme de base en se ménageant deux séances hebdomadaires d'exercices adrénergiques. Plus vous mettez

d'intensité à l'effort, plus vous en prolongez les effets entre chaque séance.
- Fuyez (en sprintant, s'il vous plaît) si vous entendez parler d'une méthode qui fait maigrir rapidement et sans rien faire ! « *No pain, no gain* » : c'est un principe dur à entendre, mais c'est le seul qui vaille vraiment.

## Pour aller plus loin

### Pourquoi les femmes maigrissent-elles moins facilement que les hommes ?

La perte de poids est, en partie, dépendante de nos hormones. Elle est notamment liée à l'action de la testostérone et de l'hormone de croissance qui favorisent particulièrement le gain de masse musculaire aux dépens des tissus adipeux.

Sachant qu'une femme produit dix fois moins de testostérone qu'un homme et que, contrairement à lui, elle sécrète en grande quantité des œstrogènes (qui encouragent le stockage des graisses et bloquent la prise de muscle), la conclusion s'impose d'elle-même : hommes et femmes sont inégalement armés dans la course aux kilos superflus. Par conséquent, à âge et programme minceur équivalents, associant un bon fond nutritionnel et une activité physique suivie, un homme aura des résultats plus rapides, et souvent plus spectaculaires, qu'une femme. Ce n'est malheureusement pas une question d'investissement individuel. Chez elle, la pratique d'exercices physiques, particulièrement de type adrénergique (musculation), ne stimule pas autant la production des hormones mâles que chez un homme. Elle développe moins de muscles (celles qui craignent de ressembler à une culturiste n'ont donc pas de souci à se faire !) et a plus de difficultés à déstocker les graisses. Mais, au fur et à mesure, ses efforts paieront. Plus de muscles signifie plus d'énergie brûlée, durant le travail physique comme au repos. Par conséquent, son métabolisme de base s'en trouvera *in fine* augmenté, déclenchant le processus d'amincissement. Cela prendra effectivement plus de temps que chez un homme mais finira forcément par arriver. Il n'y a pas de fatalité !

## IDÉE REÇUE N° 2

# 1 calorie = 1 calorie

« Béatrice a la quarantaine dynamique, flamboyante. Quand elle a démarré la méthode Fitnext, elle a eu du mal à se dire que, pendant au moins les trois premières semaines, elle allait devoir se passer de vin et surtout… de chocolat. Sa grande folie, c'est le moelleux d'une grande table parisienne, où son mari l'a d'ailleurs invitée le jour de la première "récréation" qu'il est recommandé de s'offrir au cours des quarante jours d'une détox. Le lendemain, elle m'a annoncé fièrement : "Je n'ai pas craqué pour le moelleux hier soir ! De toute façon, après le vin et ce qu'on avait déjà mangé ça aurait fait trop de calories d'un coup !" C'est drôle qu'elle ait prononcé ces mots car ma méthode n'est basée ni sur la pesée des aliments ni sur la quantité de calories à consommer chaque jour… J'ai senti que ma coachée succombait au tropisme actuel qui conduit la majorité de ceux qui veulent perdre du poids à se transformer en comptables obsessionnels de leur alimentation. Persuadés que leurs pires ennemis sont les calories, ils oublient qu'elles sont pourtant aussi utiles que nécessaires. »

## Cal ou kcal : quelle différence ?

La calorie n'a ni la tête d'un baba au rhum ni celle d'un plat de pâtes carbonara. D'ailleurs, elle n'a la tête de pas grand-chose : c'est une unité pratique de quantité de chaleur. Laquelle a été établie au XIX<sup>e</sup> siècle en se fondant sur la capacité calorique de l'eau. Allez (ne m'en veuillez pas), c'est parti pour une petite définition : « La calorie est la quantité de chaleur nécessaire pour élever d'un degré 1 kg d'eau. » Ça, c'est la version originale. Une seconde a été admise un peu plus tard dans laquelle la valeur calorique a été mesurée sur 1 g d'eau et non plus sur 1 kg (soit 1 000 g)[1]. Le drame ! Vous voyez lequel ? Non ? En changeant la quantité d'eau de référence, on a créé une ambiguïté : si l'on considère la valeur de 1 kg d'eau, il faut parler de « kilocalorie » (kcal ou grande calorie, soit 1 000 calories), et de « calorie » (cal) pour 1 g d'eau. Or, si les chimistes et autres scientifiques qui utilisent cette unité au quotidien marquent bien la différence, les diététiciens ont tendance à faire l'amalgame. Quand ils parlent de « cal » ils désignent, en fait, une « grande cal » ou « kcal ».

Ramenées au niveau physiologique, on comprend donc que les calories nous indiquent la quantité de chaleur produite par un aliment lorsqu'il est métabolisé par le corps, qui crée ainsi l'énergie dont il a besoin pour réfléchir, marcher, respirer... en bref : fonctionner. Un être humain a besoin de

---

[1]. La calorie est la quantité de chaleur nécessaire pour élever d'un degré 1 g d'eau.

1 200 à 1 600 kcal par jour. C'est le minimum vital qui couvre nos besoins physiologiques fondamentaux pour vingt-quatre heures. Pour une journée d'activité normale (n'impliquant pas de dépense physique particulière), la norme a été fixée[1] dans une fourchette allant de 1 800 à 2 200 kcal/jour pour une femme, et de 2 200 à 2 700 kcal/jour pour un homme. Ce sont les fameux AJR (apports journaliers recommandés) qui s'affichent aujourd'hui à peu près sur tous les emballages des rayons alimentaires. Attention, c'est une moyenne théorique. Tout dépend du métabolisme de base, des données physiologiques, environnementales ou autres, de chacun. Donc méfiez-vous des indications affirmant que tel ou tel produit alimentaire couvre 20, 30 ou 40 % de vos besoins énergétiques quotidiens… Ce n'est qu'une statistique, ce n'est pas vous ! Et puis, cela ne dit rien de la qualité nutritionnelle de cet aliment. Certains produits, plus ou moins caloriques, sont très riches en micronutriments (vitamines, oligoéléments, minéraux, fibres…) indispensables à l'équilibre du corps. Les glucides, les protéines ou les lipides sont tout aussi indispensables, mais leurs effets sur l'organisme sont variables…

### Équilibrer les apports en oméga-3 et 6

Quand on consomme de la charcuterie ou de l'huile de colza on apporte de l'énergie à son corps. Mais, avec la

---

1. Une moyenne calculée pour des individus âgés de 18 à 59 ans, de taille et de poids moyen.

charcuterie, on ingère des acides gras saturés, tandis qu'avec l'huile de colza, on fait le plein d'oméga-3... Or les premiers ont tendance à bloquer le phénomène de lipolyse (le déstockage du gras), tandis que les seconds ont la capacité de stimuler le processus de combustion des graisses. Par ailleurs, on sait aussi que les oméga-3 jouent un rôle dans la composition des membranes cellulaires et dans les processus anti-inflammatoires, ce qui n'est pas le cas des acides gras saturés. À quantité égale, deux aliments n'ont donc pas le même impact sur l'organisme selon le type de calories qu'ils contiennent. Ainsi, au niveau des glucides, qui, une fois métabolisés, donneront du glucose, le carburant fondamental pour nos muscles et notre cerveau, il faut distinguer ceux contenus, par exemple, dans un soda et ceux que l'on trouve dans du riz complet. Dans le premier cas, le sucre va rapidement pénétrer dans le sang, entraînant une hausse brutale de la glycémie. Pour le ramener à un niveau normal, le corps alors sécrète une forte dose d'insuline (hormone du stockage du gras) qui provoque... une hypoglycémie réactionnelle, et

> « À quantité égale, deux aliments n'ont pas le même impact sur l'organisme selon le type de calories qu'ils contiennent. »

donc une nouvelle envie de sucré ! Un cercle vicieux qui, à long terme, favorise le diabète et l'obésité… En revanche, le riz complet diffusera lentement ses glucides, assurant un apport énergétique constant qui n'entraîne pas de pic d'insuline.

Sachez qu'une calorie prise à 8 heures du matin n'a pas le même effet qu'une calorie prise à 20 heures. Par exemple, un excès de féculents au dîner perturbera l'écosystème intestinal. Pourquoi ? Parce que l'on va se coucher en pleine digestion. Or, la position horizontale contrarie, en toute logique, les effets de la gravité. Du coup, les aliments mettent beaucoup plus de temps à passer la barrière intestinale et à être dirigés vers la sortie (alors que la station debout favorise ce processus). Cela n'a pas d'incidence si on a mangé des aliments vite assimilables (exemple : les légumes verts, parce qu'ils sont riches en fibres, favorables au transit). C'est plus compliqué quand il s'agit des protéines animales (viande, produits laitiers, en particulier de vache, dont la dégradation produit de l'acide urique) ou des glucides (pâtes, pommes de terre) qui, en stagnant, vont produire des putrescences et parasiter l'équilibre de cet écosystème. Il ne faut pas oublier qu'un aliment

« Un aliment mal assimilé ne délivrera ni la quantité ni la qualité des calories qu'il est censé apporter… »

mal assimilé ne délivrera ni la quantité ni la qualité des calories qu'il est censé apporter...

En conclusion : non, une calorie n'en vaut pas une autre. Il est donc fondamental de savoir faire le distinguo entre une calorie creuse (apportant peu de choses essentielles à l'organisme) et une calorie pleine. Du moins pour qui est résolu à « bien » se nourrir !

### En résumé

- Envisager les calories d'un point de vue purement comptable est une erreur grave en termes de nutrition.
- À niveau calorique égal, les aliments n'ont pas le même impact sur notre organisme.
- Néanmoins, si l'on consomme trop de calories par rapport à ce que l'on en dépense au quotidien, il est clair que cela aura des conséquences sur la balance. C'est mathématique !

# Pour aller plus loin

## Le cas des protéines

Parler d'apport calorique pour les protéines est totalement hors de propos au regard de leur faible contribution au bilan énergétique. Cela vous étonne ? Il n'y a pourtant rien de magique là-dedans. Quand vous consommez X grammes de viande, cela correspond évidemment à un certain nombre de calories avalées. Seulement voilà : notre nature est ainsi faite que nous digérons difficilement les protéines animales[1]. Par conséquent, notre organisme doit dépenser une importante quantité d'énergie et donc brûler pas mal de calories pour parvenir à assimiler ces protéines... Là vous vous dites : « Super ! Mangeons de la viande autant qu'on veut, c'est bon et ça fait maigrir ! » Je vous arrête tout de suite. Les protéines issues du monde animal produisent de l'acide urique lorsqu'elles sont dégradées pendant la digestion. Or, contrairement aux carnivores, nous n'avons pas l'enzyme (l'urase) qui permet de traiter cet excès d'acide urique, par ailleurs fortement acidifiant[2] – au contraire des protéines végétales qui, elles, ne produisent pas d'acidité. Encore une fois, on voit bien qu'une calorie n'en vaut pas forcément une autre !

---

1. Petit rappel : nous avons des intestins d'herbivores !
2. Voir idée reçue n° 6, p. 71.

# IDÉE REÇUE N° 3

# Il ne faut pas manger entre les repas

Ah, le goûter... Comme tous les gamins, j'attendais ce moment avec impatience. D'abord, parce que c'était une parenthèse géniale entre la fin de l'école et l'heure des devoirs. Ensuite, parce que j'avais le droit non seulement de me défouler mais aussi de me régaler. Quelques morceaux de chocolat avalés, et hop ! ça repartait. Je me sentais requinqué pour entamer la dernière partie de la journée. Franchement, à 5, 7 ou 10 ans, on a tous vécu le goûter comme un pur moment de bonheur qu'il était hors de question de louper ! Pourquoi ce moment devrait-il n'appartenir qu'aux enfants ? Qu'est-ce qui nous empêche, nous, adultes, de renouer avec ce rituel ? Ah, oui c'est vrai... C'est mauvais de grignoter entre les repas, à ce que l'on dit. A *priori*, ce n'est pas bon parce que cela ferait grossir. Alors, même si l'on a très faim à 16 heures, tant pis, mieux vaut patienter jusqu'au dîner...

Vous voulez que je vous fasse une confidence ? On nage dans le grand n'importe quoi !

Quand, au beau milieu de l'après-midi, votre corps vous envoie le signal « j'ai faim » (je dis bien « faim » et pas : « Tiens, j'ai envie d'une crêpe chocolat-chantilly, là, tout de suite... » Vous saisissez la différence ?), il vaut mieux l'écouter. En lisant l'idée reçue n° 5 (voir p. 57), vous apprendrez que notre espèce a été confrontée, au fil de son évolution, aux famines. Elle s'est adaptée en mettant en place diverses stratégies de survie, notamment un mécanisme bien rodé et toujours aussi efficace aujourd'hui : le stockage des graisses. Priver son organisme de nourriture alors qu'il vous signale qu'il en a besoin va l'encourager à mettre en réserve ce que vous lui donnerez au repas suivant (simple prévoyance, au cas où le manque se répète et dure). En plus, comme vous arriverez avec un estomac frustré à table, vous aurez tendance à manger (trop) vite et à vous précipiter plutôt sur des aliments (trop) riches. Pour favoriser le stockage, il n'y a pas mieux !

### Manger plus souvent fait maigrir

Le corps assimile mieux les petits apports alimentaires réguliers plutôt qu'un seul plus important. Un gros repas entraîne, en effet, une surcharge de travail pour le système digestif. Débordé par cet afflux de nutriments, il ne sait plus quoi faire ni comment. Par ailleurs, il est prouvé que multiplier les prises alimentaires (pourvu qu'elles restent raisonnables et parfaitement équilibrées d'un point vue nutritionnel) aide à perdre du poids[1]. Logique : alimenté régulièrement, votre corps comprend qu'il n'y a aucun risque de manque, donc aucune raison de stocker. Il tourne alors à plein régime pour brûler les apports énergétiques. Mais si, au contraire, ces apports sont trop faibles et irréguliers, il se met en mode « économie » et ralentit le métabolisme de base.

Évidemment, conseiller de répartir les prises alimentaires sur la journée n'est pas une carte blanche pour se goinfrer ou manger n'importe quoi en se jetant sur des barres chocolatées. On conserve les trois repas de la journée (pas question d'en faire des festins, mais on s'est déjà compris sur ce point) et on ajoute à 10 heures et 16 heures une petite collation pour permettre de faire la soudure.

« **Le corps assimile mieux les petits apports alimentaires réguliers plutôt qu'un seul plus important.** »

---

1. Je vous renvoie à l'étude « Eating Frequency and Body Fatness among Middle-Aged Men » parue dans *The International Journal of Obesity* en 2002, menée à la fin des années 1990 par des chercheurs du département d'épidémiologie de la faculté de Toulouse (synthèse disponible sur www.nature.com).

Que mange-t-on lors de ces deux pauses intermédiaires ? On s'offre un thé (vert de préférence), une bonne poignée d'amandes, noisettes et noix de cajou mélangées (pour les bons acides gras, acides aminés et les protéines végétales qu'elles apportent), éventuellement deux carrés de chocolat noir (70 % de cacao minimum) et un fruit. C'est l'en-cas idéal. Il assure un apport d'énergie rapidement disponible et a un pouvoir particulièrement rassasiant, ce qui évite d'arriver avec l'estomac dans les talons au moment du déjeuner ou du dîner !

J'insiste sur l'idée de prendre des fruits à ce moment-là parce que c'est en les mangeant en dehors des repas que l'on profite au mieux de leurs vertus.

### Des fruits, oh oui ! Mais...

Parce qu'ils sont riches en micronutriments, les fruits bénéficient d'une belle image d'aliments « santé ». Ils sont également gorgés d'eau et de fibres d'où leur pouvoir aussi bien hydratant que rassasiant (cela évite de se jeter sur des aliments beaucoup moins attrayants d'un point de vue nutritionnel). Ils sont aussi une excellente source de minéraux et de vitamines. Cerise sur le gâteau : ils affichent un indice glycémique bas. C'est l'avantage du fructose (le sucre des fruits) : avec lui, on évite de déclencher la pompe à insuline. Autant de qualités qui nous intéressent forcément.

Seulement, tout ceci est contrarié si on ne les consomme pas dans le bon timing. Souvent la corbeille de fruits arrive en fin de repas. Or, pris dans le flux des autres aliments, les fruits sont relativement mal assimilés et provoquent des fermentations dans l'estomac qui peuvent être très inconfortables à l'heure de la digestion[1]. Par conséquent, la meilleure façon de profiter pleinement de leurs bienfaits sur notre organisme consiste à les manger hors des repas.

Mais à mon sens, le top, c'est encore de les prendre le matin, à jeun. Il s'agit sans doute du moment de la journée où notre corps est le plus avide de vitamines et de minéraux. Personnellement, je me prépare un jus à la centrifugeuse chaque matin. Cet appareil est formidable : il sépare la peau et les fibres[2] des fruits pour délivrer directement l'eau, les minéraux et les vitamines dont l'organisme va pouvoir s'emparer immédiatement. Enfin, les qualités gustatives sont

« Pris dans le flux des autres aliments, les fruits sont mal assimilés et provoquent des fermentations dans l'estomac. »

---

1. Quand ils arrivent dans l'estomac, les fruits de votre dessert vont devoir attendre que les protéines du repas soient digérées avant de pouvoir poursuivre lentement leur chemin dans le tube digestif, vers le duodénum. Pendant ce temps, ils vont fermenter, provoquant ainsi toutes sortes de désagréments digestifs, tels que gaz, ballonnements, régurgitations, etc.
2. Vous trouverez des fibres ailleurs au cours de la journée, rassurez-vous !

exacerbées. Croyez-moi, une fois que vous avez goûté au nectar sorti d'une centrifugeuse, vous ne jurez plus que par ça ! Si vous aimez les smoothies, c'est le même plaisir… mais en mieux ! Et côté digestion, ça passe tout seul. Royal, non ? Seule mise en garde : il faut boire vos cocktails maison rapidement, car les vitamines s'oxydent et perdent leurs vertus à grande vitesse.

Puisque j'en suis à partager tous mes secrets, je vous encourage à faire comme moi : aux fruits, j'ajoute des légumes, qui sont très minéralisés et anti-acidifiants. Je vous conseille deux recettes : abricot-nectarine-pêche-carotte (pour une belle peau et pour stimuler la production des globules rouges) et concombre-citron vert-pomme granny-smith-coriandre (le cocktail détox par excellence).

Une fois votre grand jus de fruits bu, attendez une bonne dizaine de minutes avant de prendre votre petit déjeuner, afin de laisser du temps au cocktail d'être assimilé et diffusé. Moi, j'en profite pour prendre ma douche. Décidément, je vous dis tout…

### En résumé

- En plus des trois repas traditionnels (et raisonnables) par jour, on peut s'offrir deux petites collations à 10 heures et à 16 heures, sans risque de grossir – à condition de ne pas en profiter pour grignoter n'importe quoi.
- Ces en-cas sont l'occasion de privilégier les bons nutriments.

- Profitez-en pour vous régaler de fruits. Il est préférable d'en manger à ces moments-là plutôt qu'à la fin des repas. La meilleure façon de profiter de tous leurs bienfaits reste les cocktails préparés à la centrifugeuse. À déguster le matin, à jeun, c'est divin…

## IDÉE REÇUE N° 4

# Arrêter de fumer : bonjour les kilos !

« Récemment, lors d'un dîner chez des amis communs, j'ai recroisé un de mes anciens coachés, Guillaume, 35 ans, jeune cadre dynamique, en couple depuis cinq ans et un bébé en route... On s'est retrouvés dans la cuisine, moi parce que je cherchais un tire-bouchon, lui parce qu'il avait besoin de fumer une clope entre le gigot et la tarte aux fraises... Pour le titiller un peu, je lui lance :
"T'es toujours accro ? Pourtant, la dernière fois qu'on s'est vus, tu m'avais juré que tu allais arrêter. Tu avais même pris rendez-vous avec un tabacologue, si je me souviens bien...
– Ben, j'y suis allé... J'ai réussi à décrocher pendant... trois mois ! J'ai pas résisté longtemps, hein ? Mais c'est trop dur ! Et en plus, j'avais pris 3 kg dans l'intervalle..." »

L'expérience de Guillaume est très banale. Il y a effectivement deux obstacles majeurs à l'arrêt du tabac : la difficulté à se libérer de la dépendance à la nicotine, l'une des drogues les plus addictives qui soient, et la peur de grossir. Là, je ne peux que m'incliner devant les faits : oui, l'arrêt de la cigarette entraîne (rares sont les exceptions) une prise de poids de 3 à 5 kg en moyenne. Cela peut même être pire dans certains cas : 10 à 15 % des personnes en sevrage peuvent prendre plus de 10 kg ! Mais ce n'est pas dû au seul arrêt de la cigarette et il ne s'agit pas non plus d'une fatalité.

Alors, le goudron plutôt que les kilos ? C'est le choix assumé de certains (et surtout de certaines) qui se (re)mettent à fumer d'abord et avant tout pour contrôler leur poids. Qu'on se le dise, le dilemme entre danger du tabac et risque de surpoids n'a pas lieu d'être. On peut arrêter l'un sans avoir à subir l'autre ! De la magie ? Même pas ! Une simple marche à suivre…

### Fumer fait maigrir, mais…

C'est prouvé : griller une cigarette équivaut à brûler en moyenne 10 kcal. Si l'on fume un paquet par jour, on arrive environ à 200 kcal dépensées. Énoncé ainsi, cela peut paraître peu, mais ramené à l'échelle d'une année, cela équivaut à 10 kg de masse corporelle ! En moyenne (car il y a toujours des exceptions), la cigarette augmente de 10 % le métabolisme de base, c'est-à-dire la dépense d'énergie au repos d'un individu. Je ne cesse de vous répéter que, pour perdre du poids, il faut augmenter votre métabolisme en faisant du sport, eh bien voilà *a priori* un sérieux concurrent à ma méthode !

Pourquoi la cigarette est-elle aussi « efficace » ? Grâce à la nicotine. Elle agit puissamment sur le système nerveux central. C'est un vrai booster mental et physique qui accroît, entre autres, la production de dopamine.

« **La cigarette augmente de 10 % le métabolisme de base, c'est-à-dire la dépense d'énergie au repos d'un individu.** »

Cette dernière stimule les zones de plaisir et de récompense du cerveau, ce qui explique l'addiction. Mais la dopamine possède une autre faculté. Comme l'adrénaline, à laquelle elle s'apparente, elle a un effet excitant et mobilise nos capacités de vigilance, ce qui contribue à augmenter, de manière artificielle, notre dépense énergétique. Ces réactions sont encore amplifiées par d'autres substances contenues dans les cigarettes.

À cela s'ajoute l'effet coupe-faim de la nicotine, un phénomène largement constaté. Un fumeur mange donc moins qu'un non-fumeur (cela dit, il ne mange pas forcément mieux). Par ailleurs, le tabac abîme les muqueuses nasales, inhibant de fait les facultés de l'odorat. Or c'est par le nez plus que par la bouche que l'on capte le goût des choses. Un fumeur ne perçoit donc pas les saveurs avec la même intensité qu'un non-fumeur. Pour y parvenir, il va privilégier une alimentation riche en exhausteurs de goût, qui sera par conséquent plus grasse et salée. Même en arrêtant la cigarette, il lui sera difficile de se débarrasser de cette habitude, ce qui risque de faciliter la prise de poids après l'arrêt. De surcroît, notons que la nicotine crée un déséquilibre entre hormones mâles et femelles, modifie la production de cortisol et augmente la résistance à l'insuline… Tout cela conjugué bouleverse la répartition des graisses, qui ont tendance à se concentrer dans le ventre. Si les hommes sont naturellement enclins à « prendre du bide », il n'est pas rare de constater chez les fumeuses, et notamment les plus jeunes, une répartition de la graisse corporelle de type « androïde » (masculine) plutôt que « gynoïde » (féminine). Ajoutons que quel que soit leur sexe, les fumeurs sont plus exposés que les non-fumeurs aux maladies cardio-vasculaires.

Les consommateurs de cigarettes sont-ils alors en moins bonne santé que les autres ? Disons plutôt qu'ils sont davantage « à risque » vis-à-vis de certaines pathologies (je vous épargne le laïus sur le cancer). Chez certains, cette donnée peut provoquer une prise de conscience et être une motivation pour arrêter. Vous en voulez une autre ? Si je vous disais qu'on peut s'arrêter de fumer sans grossir ?

## Une solution simple pour ne pas prendre de poids

Puisque fumer un paquet par jour permet de dépenser 200 kcal, il va falloir trouver un moyen de les éliminer autrement. Si je vous dis « en faisant du sport », ça vous étonne ? On commence à se connaître maintenant… Cette quantité d'énergie peut se dépenser avec trente minutes de cardio (jogging, vélo, natation), à allure modérée. Se fixer trois séances par semaine, c'est raisonnable (et pas insurmontable).

Le cardio est une excellente façon de relancer vigoureusement l'activité des émonctoires (reins, intestins, poumons, foie, peau) et, par conséquent, d'évacuer les toxines. Cela empêche aussi de tomber dans une autre dépendance, courante chez ceux qui sont en sevrage, qui les pousse à vider le bocal à bonbons ! L'effet coupe-faim de la cigarette n'étant plus là pour freiner ses ardeurs, le fumeur repentant a généralement tendance à se précipiter sur le sucre, autre grand stimulateur de la dopamine. Mais aussi grand ennemi de la ligne ! Alors, quitte à tomber dans une

> « Si vous décidez d'arrêter, profitez-en pour vous lancer dans une détox de quelques semaines. »

autre drogue, choisissez la bonne : pratiquez une activité physique régulière ! Vous êtes ainsi assuré d'obtenir votre dose d'euphorisants. Le plaisir vient vite ensuite – si, si, je vous assure ! – et c'est aussi un puissant et très efficace antidépresseur, point non négligeable quand on décide de s'affranchir du tabac…

Un truc de coach : si vous décidez d'arrêter, profitez-en pour vous lancer dans une détox de quelques semaines pour évacuer plus rapidement les substances toxiques accumulées par des années de tabagisme et prendre les bons réflexes, tant sur le plan alimentaire que sportif. Pour vous y aider, faites-vous coacher[1]. Ce sera plus facile de prendre le rythme, surtout si vous n'êtes précisément pas adepte du sport au départ. En tout cas, il n'est jamais trop tard pour se résoudre à arrêter et les effets bénéfiques d'un sevrage se font sentir très rapidement et sur le long terme…

### En résumé

- Il existe une solution simple, efficace, naturelle et peu coûteuse pour arriver à se passer du tabac sans prendre de poids : faire trente minutes de cardio, à allure modérée et à raison de trois fois par semaine. C'est suffisant !
- Ce sera bien plus efficace en associant une alimentation rationnelle. Je suggère une détox les quarante premiers jours, le temps nécessaire pour que l'organisme se régénère.

---

1. Pour être encadré pendant votre détox, rendez-vous sur www.fitnext.com.

– Précisons que, pour ceux qui ont fumé depuis leur plus jeune âge et/ou qui sont de gros consommateurs, un sevrage peut être vécu comme un vrai calvaire. Le recours au patch peut alors s'avérer un allié précieux[1].

---

1. *Quid* de la cigarette électronique ? Est-elle LE nouveau moyen pour arrêter de fumer ? La question fait débat mais il est encore trop tôt pour se prononcer.

# IDÉE REÇUE N° 5

# La cellulite, impossible de s'en débarrasser !

**»** J'aime bien le petit espace de détente de la salle de sport où je coache. Aux abords du distributeur de boissons on y entend toujours des conversations tout à fait édifiantes. Celle-ci, par exemple, échangée entre deux habituées peu de temps avant les vacances d'été :

"… donc tu appliques ce gel anticellulite sur les fesses et les cuisses et, pour plus d'efficacité, tu t'enroules de film alimentaire. Pendant que le produit agit, tu peux checker tes mails, repasser… enfin tu fais ce que tu veux !"

Cela m'a fait sourire… Franchement, s'il suffisait de se tartiner de crème pour éradiquer la culotte de cheval, il n'y aurait que des mannequins dans la rue !

"OK, peut-être que ça aide, mais si tu veux vraiment te débarrasser de la cellulite, il faut quand même courir, faire du vélo, se bouger un minimum !

– Oui, je sais… faudrait d'ailleurs que je fasse plus de tapis de course. Ou que je me mette à l'aquabike. Il paraît que c'est top !" ❯❯

Ce gras indésirable, ces capitons qui se logent et s'accrochent sur certaines zones, c'est le cauchemar de toutes les femmes. Pour s'en débarrasser, elles pensent souvent, et c'est une idée communément répandue, que la solution est de courir, faire du stepper, du vélo elliptique ou aquatique… Bref : du cardio. Au bout du compte, et si elles y consacrent assez de temps, elles finissent par perdre du poids, et des centimètres, mais pas forcément là où elles l'espéraient ! Elles voient leur poitrine fondre alors que la cellulite sur leurs fesses prospère.

Pourquoi ?

Répondre à cette question nous ramène à nos origines. Depuis les premiers temps de l'humanité, les femmes assument une responsabilité cruciale : préserver la continuité de l'espèce. Elles sont génétiquement constituées pour porter et nourrir des bébés, y compris en temps de famine. Chimiquement, cela se traduit par une capacité à produire une grande quantité d'œstradiol, une hormone de la famille des œstrogènes qui favorise la prise de tissus adipeux. Autant de réserves de gras, source d'énergie, dans lesquelles le corps peut puiser en cas de nécessité. Une sorte de garde-manger intégré.

❮❮ Plus il y a de cellulite, plus il sera difficile de l'éliminer. ❯❯

La cellulite est une des conséquences de ce processus. C'est un ensemble de cellules graisseuses (les adipocytes) qui ressemblent à de petites poches que l'on trouve prioritairement stockées dans certaines zones : les hanches, les cuisses, les fesses et l'arrière des bras et des cuisses. Lorsqu'elles sont au maximum de leur capacité de remplissage, compressées les unes contre les autres, ces poches empêchent la circulation du sang, de la lymphe, et donc l'évacuation des toxines. Cela produit, localement, des petites réactions inflammatoires : les capitons, ce fameux effet « peau d'orange » qui obnubile tant les femmes.

Malheureusement, plus ces adipocytes sont remplis moins ils seront disposés à libérer leur réserve de graisse. D'autant qu'ils auront, au fil du temps, positionné à leur surface des petits récepteurs qui ordonnent d'en bloquer la sortie... Donc plus il y a de cellulite, plus il sera difficile de l'éliminer. Au temps où la question de la survie était fondamentale, où la lutte contre un environnement hostile, le froid ou la faim était une préoccupation quotidienne, une telle intelligence du corps était une bénédiction. Autre temps, autres mœurs...

Les canons de beauté modernes imposent de traquer le gras et les rondeurs par tous les moyens. Même les plus farfelus. Un marché très porteur puisqu'il concerne, potentiellement, la moitié de l'humanité, et juteux puisqu'il prétend régler un « problème » presque insoluble : lutter contre des cellules conçues précisément pour résister à tout, y compris au manque d'aliments… d'où l'inefficacité des régimes sur la culotte de cheval !

Héritage de notre passé, on a tendance à oublier aujourd'hui que la cellulite est un formidable outil de survie. C'est peut-être dommage. À titre personnel, je ne suis pas insensible aux charmes de fesses charnues, de hanches épanouies. En mâle assumé, j'y vois quelque chose de l'« Éternel féminin ». Comme quoi le désir n'a rien à voir avec l'esthétique… En même temps, je ne peux pas jeter la pierre à celles qui piquent une crise au moindre excès de capitons quand je déprime face au micro-bourrelet pointant au-dessus de ma ceinture !

Il faut bien prendre conscience que la cellulite n'est pas une fatalité. Oui, on peut s'en débarrasser. Le corps a une grande qualité : il est hyperplastique, et on peut (presque) tout lui demander. Voilà la bonne nouvelle. La contrepartie, c'est qu'il ne faut pas espérer obtenir un résultat réel et durable sans fournir d'efforts. Dans le cas de la lutte contre le capiton, cela relève, au mieux, d'un doux rêve, au pire d'un gros mensonge. Vous pouvez vous faire masser le fessier avec toutes les crèmes possibles, vous offrir un cinq à sept de palper-rouler et/ou un sauna tous les jours, passer du temps sur une plateforme qui vous agite le gras des cuisses ou avec des électrodes collées sur la culotte de cheval en sirotant des litres de citron pressé… Vous pouvez tenter tout ça (pour peu que vous ayez le temps et les moyens !) mais au bout du compte, vous aurez peu de chance que la cellulite ait disparu.

S'y attaquer avec l'idée de s'en débarrasser exige de la détermination, de la persévérance et… du travail ! La tâche sera rendue encore plus compliquée par les aléas de l'horloge biologique. Après 50 ans, la chute de l'activité hormonale ralentit l'effet des efforts fournis. Mais, à tout âge, il faudra un véritable engagement. Avant de se lancer, posez-vous ces deux questions : le jeu en vaut-il la chandelle ? Ne vaut-il pas mieux que je m'accepte avec un peu de cellulite ?

Ces réponses-là, c'est à vous d'y répondre. En revanche, à la question « Quelles sont les vraies solutions pour éliminer la cellulite ? », je peux apporter des éléments de réponse.

### Faire du sport

En la matière, il est souverain. Mais, contrairement aux idées reçues, ne comptez pas sur des séances de cardio pour y parvenir. En tout cas, pas uniquement. Le vrai secret c'est la MUSCULATION, que l'on peut combiner avec du footing ou du vélo. Solliciter les zones où la cellulite s'épanouit nécessite de produire des efforts particuliers pour que s'enclenche le

« Faire du jogging entraînera plus sûrement une diminution du tour de poitrine que du tour de hanches ! »

processus de déstockage des graisses. Il faut comprendre que le corps va d'abord aller chercher les lipides non pas là où il y en a le plus, mais là où ils sont, le plus rapidement et le plus facilement, disponibles. Ainsi, faire du jogging entraînera plus sûrement une diminution du tour de poitrine que du tour de hanches ! Pour venir à bout de la cellulite il faut donc bousculer un peu son corps et faire travailler à la fois ses membres inférieurs (jambes et fessiers) mais aussi le haut du corps (abdos, muscles des bras et du dos).

Je conseille donc d'associer à des séances de sauts, sprints et montées d'escalier toniques, trois exercices de base en musculation : des squats, des soulevés de terre (avec des haltères ou des barres) et des fentes… En gros : tout ce qu'on déteste ! Ce type de travail oblige à faire des efforts globaux, dits « adrénergiques », qui mobilisent un maximum de groupes musculaires. Ils vont tellement secouer le corps qu'ils vont l'obliger à réagir en déclenchant deux mécanismes.

D'abord, pour comprendre ce qui se passe, mettez-vous à la place de votre corps. Imaginez que le surplus de gras que vous avez emmagasiné est un sac. Admettons qu'il fasse 20 kg et que, du jour au lendemain, on vous demande de gravir une montagne en le portant sur le dos. Au bout d'un certain temps, vous en aurez assez et n'aurez qu'une envie : jetez ce foutu sac ! Votre corps est comme vous : si vous le soumettez à un effort brutal alors qu'il est alourdi, il vous dira « stop ! », mais si vous insistez, il s'adaptera et fera en sorte de pouvoir arriver au sommet. Pour se libérer de ce qui lui pèse et l'entrave (c'est-à-dire améliorer son rapport poids/puissance), il provoque alors une réponse hormonale qui va lui permettre de produire du muscle et de se débarrasser du gras. CQFD ! Au fur et à mesure des jours, des semaines, en vous musclant, vous allez alors constater un amaigrissement. C'est normal. C'est le résultat de ce qu'on appelle le processus anabolique, ou plus simplement le processus qui aboutit à la prise de muscle aux dépens des tissus adipeux.

Dans un second temps, ces exercices de musculation vont entraîner l'augmentation de la production de certaines hormones auxquelles les petites cellules graisseuses récalcitrantes sont hypersensibles : l'adrénaline et la noradrénaline qui, à forte dose, ont le pouvoir de littéralement assaillir et déloger les adipocytes de la culotte de cheval. En parallèle, deux autres alliés anticellulite vont entrer en jeu, la testostérone et l'hormone de croissance. Elles déclenchent une double action : aider au déstockage du gras et limiter sa mise en réserve.

J'entends d'ici monter quelques voix (féminines) effrayées : « Faire de la muscu ? Pour finir par ressembler à un Schwarzy en bikini ? Ça jamais ! » Idée reçue[1] ! Sauf à vous entraîner comme si vous vouliez tenter le concours de Miss Musclor, vous ne risquez rien. Vous allez au contraire renouer avec un corps affûté, affiné et plus tonique.

Et le cardio, me direz-vous ? Surtout, ne le laissez pas tomber. C'est un excellent complément. D'une manière générale,

---

1. Voir idée reçue n° 16, p. 163.

c'est un ami de votre forme et de votre santé. Mais pour lutter spécifiquement contre la cellulite, il est surtout utile d'en faire juste après une séance de musculation. Un footing de trente minutes, par exemple, prolongera le « boost » hormonal du travail adrénergique, et renforcera le processus d'élimination des adipocytes. Préférez la course à pied au vélo ou aux longueurs de natation : les activités où le corps n'est « porté » ni par une machine ni par l'eau, sont plus payantes, forcément.

> « Il faut reconditionner votre corps au travail physique en progressant petit à petit dans l'effort et l'intensité. »

Évidemment, rien ne se fait du jour au lendemain. Il est donc hors de question de se lever un matin, en se disant : « Aujourd'hui, je fais quarante-cinq minutes de muscu et une demi-heure de footing », alors que d'habitude le seul effort que vous vous imposez est de sprinter de votre bureau à l'ascenseur avec une pile de dossiers sous le bras. Trop en faire d'un coup, c'est la certitude de se retrouver le lendemain avec une seule idée en tête : ne plus jamais bouger de toute votre vie ! Il faut reconditionner votre corps au travail physique en progressant petit à petit dans l'effort et l'intensité. Laissez-lui le temps de comprendre ce qui se passe pour lui permettre de s'adapter.

Il ne faut pas non plus oublier que si on arrête au bout d'un mois, tout le travail entrepris sera parfaitement contre-productif. C'est grâce à des efforts réguliers que le résultat finit par se faire sentir. C'est d'ailleurs une règle d'or de tout sportif de haut niveau : des mois de sacrifices pour obtenir un résultat, quelques semaines pour le perdre… Surtout quand il s'agit d'éliminer la cellulite. Mais vous verrez : persévérez et vous y arriverez. En bonus, vous aurez gagné un cadeau précieux : l'estime de soi ! La satisfaction d'avoir atteint son objectif est l'un des meilleurs dopants qui soit.

### Une alimentation anti-inflammatoire

Contre la cellulite, il est crucial d'éviter les aliments acidifiants, véritables petites bombes inflammatoires pour le corps. Aussi mettez la pédale douce sur les laitages, la viande et le sucre sous toutes ses formes. Le duo sucre + protéines animales étant un très bon stimulateur de capitons, faites en sorte de ne pas (systématiquement) les cumuler dans un même repas ! Le steak-frites-fondant au chocolat est votre péché mignon ? Trop dur de s'en passer définitivement ? Il n'y a pas de mal à se faire du bien… Mais seulement de temps en temps ! Au quotidien, adoptez une alimentation alcalinisante

« **Le premier réflexe à adopter en cuisinant : passer au vert.** »

(antiacide) en privilégiant les apports en oméga-3, que l'on retrouve en quantité dans les poissons gras, les huiles vierges végétales, les oléagineux (type noix, noisettes, amandes, etc.). Voilà du bon gras dont la consommation régulière favorise la perte de poids[1].

Pourquoi ? Là encore, c'est un héritage de nos ancêtres préhistoriques qui consommaient ce type d'aliments bien plus que nous. Une bonne quantité dans leur dose alimentaire signifiait à leur organisme qu'ils n'étaient pas confrontés à une période de famine, donc qu'il n'y avait aucune raison que leur corps fasse des réserves. Notre organisme a gardé cela en mémoire.

Le premier réflexe à adopter en cuisinant : passer au vert. Mettez des légumes dans l'entrée et le plat de résistance à chaque repas. Commencez systématiquement par quelques feuilles de salade avec, par exemple, des légumes croquants. Cela calme la faim et évite de se goinfrer par la suite. Deux fois par semaine, essayez de prendre un dîner où vous mangerez exclusivement des légumes anti-inflammatoires (comme les carottes, les artichauts, la betterave). Cuits

« En entreprenant une détox, une à deux fois par an, le corps est "réinitialisé". »

---

[1]. Voir idée reçue n° 9, p. 93.

à l'eau, ou mieux à la vapeur, avec une petite vinaigrette : à déguster à volonté ! En plus, cela simplifiera votre digestion. Si votre corps mobilise peu d'énergie pour digérer, il pourra se consacrer, durant la nuit, à ses fonctions d'auto-régénération de manière bien plus efficace.

Enfin, mangez des fruits ! De préférence en dehors des repas pour éviter qu'ils ne fermentent pendant la digestion de votre déjeuner ou de votre dîner[1]. Les fermentations agressent l'intestin, entraînant une réaction inflammatoire qui augmente le PH acide du corps. Le risque : stimuler les adipocytes et favoriser la cellulite !

Petit secret entre nous : pour accélérer les effets du programme anticellulite... pensez à faire une détox avant de le débuter. Elle vous permettra d'éliminer tous les toxiques accumulés durant l'année. Notre environnement et notre alimentation sont envahis par des agents pathogènes (pesticides, hydrocarbures, métaux lourds, colorants, édulcorants, etc.) que notre organisme conserve, ne sachant pas les traiter. Ils parasitent alors la lipolyse, c'est-à-dire le processus de déstockage des graisses. En entreprenant une détox, une à deux fois par an (aux changements de saison), le corps est « réinitialisé ». Cela permettra ainsi de potentialiser l'action des efforts adrénergiques et de rendre les capitons plus vulnérables aux hormones sécrétées par le travail musculaire. La détox n'est pas faite pour perdre du

---

[1]. Voir idée reçue n° 3, p. 41.

poids (j'insiste sur ce point) mais pour désintoxiquer l'organisme. Ceci étant dit, c'est un excellent point de départ pour tout programme minceur.

Dernière règle à suivre pour remporter la bataille contre la cellulite : boire, boire, boire ! (De l'eau, évidemment.) Ce point est essentiel pour favoriser la circulation des liquides corporels et l'élimination des toxines. Contrairement à ce que l'on entend souvent, cela ne favorise absolument pas le phénomène de rétention d'eau : c'est de ne pas en boire assez qui provoque ce problème ! Moins un corps est hydraté, plus il va chercher à mettre en réserve la moindre goutte qu'on lui donnera. Donc BUVEZ !

### En résumé

- L'idéal est de prévoir, deux fois par semaine, une séance d'exercices adrénergiques d'environ quarante-cinq minutes, en y mettant de l'engagement et ce qu'il faut d'intensité, suivie d'une petite demi-heure de cardio.
- Il faut manger équilibré en privilégiant une alimentation anti-inflammatoire et du bon gras.
- Pour bien vous hydrater, buvez environ 1,5 l d'eau par jour.
- Et les crèmes amincissantes, dans tout ça ? Si l'on se réfère aux très rares études non financées par ceux qui les fabriquent, elles n'ont aucun intérêt si on les utilise toutes seules. Vous êtes sûr d'obtenir un véritable résultat grâce au trio « exercices adrénergiques + cardio + alimentation

alcalinisante ». En revanche, si on associe une crème amincissante, à ce même triptyque, il apparaît que le processus de lipolyse déclenché par l'activité physique est localement potentialisé. À condition toutefois, de faire pénétrer le produit par des massages profonds, type palper-rouler. C'est donc un tout petit bonus... Mais il a un avantage : celui de ritualiser l'action, et de favoriser un phénomène de « re-narcissisation » qui agit sur la motivation. Cela peut avoir son importance !

- Surtout, n'oubliez pas une chose essentielle : il n'existe pas de recette MIRACLE qui vous évitera de faire un minimum d'efforts et de sacrifices. Mais ça, entre nous, vous le saviez déjà, non ?

## IDÉE REÇUE N° 6

# Mieux vaut manger de la viande blanche plutôt que rouge

Quelque chose a drôlement changé dans nos assiettes ces trente dernières années. Steak ou filet de bœuf n'y tiennent plus une place de choix… Non pas que nous soyons devenus végétariens, mais il faut reconnaître que nous avons maintenant tendance à piquer nos fourchettes plus volontiers dans… la volaille ! Nous en mangeons aujourd'hui près de 25 kg par adulte par an, contre 16 kg en 1980. Alors que, dans le même temps, notre consommation de viande de bœuf a chuté de 33 à 26 kg environ…

« Du point de vue de la toxicité pour l'organisme, viande rouge ou blanche, c'est pareil. »

Évidemment la multiplication de scandales sanitaires, vache folle en tête, a fini par émousser notre confiance dans la qualité de nos steaks. Sans parler du prix du rosbif qui n'engage pas à en mettre au menu tous les jours. Et puis, il y a cette réputation de viande grasse, justifiée d'ailleurs, qui lui colle l'étiquette de bête noire des régimes. Certaines méthodes la bannissent d'ailleurs carrément, ou conseillent de privilégier les filets de poulet ou de dinde, effectivement bien plus maigres. Autre atout de ces viandes blanches : leur prix raisonnable au kilo (comparé au bœuf, veau ou porc). Plus abordables, elles ont aussi la réputation d'être plus sûres, plus saines et plus digestes. Autant de raisons d'en consommer davantage et plus souvent.

Erreur !

Du point de vue de la toxicité pour l'organisme, viande rouge ou blanche, c'est pareil : trop en consommer est nocif. Or, nous restons parmi les plus gros mangeurs de produits carnés en Europe, avec 96 kg engloutis par adulte et par an[1]. Et c'est une estimation basse car ce chiffre n'inclut pas la viande contenue dans les plats préparés ou transformés vendus en supermarché... On le sait aujourd'hui, une surconsommation de viande a des impacts négatifs sur notre santé. Maladies cardio-vasculaires, diabète, obésité, certains cancers... la courbe ascendante de ces pathologies a suivi celle de nos appétits carnivores. Or, justement, nous ne sommes pas des carnivores.

---

1. Source Credoc, Étude sur la consommation de viande en France en 2010.

## Nous sommes des omnivores avec des intestins d'herbivores...

« Qu'est-ce que c'est que cette histoire ? » Précisément, c'est une longue histoire qui nous ramène à nos ancêtres, non pas gaulois mais préhistoriques. Oubliez tout de suite l'homme de Cro-Magnon dévorant à belles dents un cuissot de gibier au coin du feu. Ça, c'était quand il avait eu la chance d'approcher une bête sauvage et de réussir à la tuer ! Autant dire que cela ne se produisait pas tous les jours. Et puis, n'oublions pas qu'il n'avait aucun moyen de conserver la viande, le réfrigérateur allait se faire attendre longtemps ! Il était bien plus simple pour lui de se pencher pour cueillir des baies, des fruits, des racines et autres végétaux qui composaient plus de 80 % de son bol alimentaire. Son système digestif, notamment ses intestins, s'est donc adapté et développé en fonction de cette alimentation. Nous en avons hérité.

Et nous voici donc omnivores avec des intestins d'herbivores, c'est-à-dire des intestins très longs, de sept mètres en moyenne, quand un carnivore est doté d'intestins de moins de deux mètres. Le carnivore peut, lui, rapidement recycler les apports nutritionnels de tout ce qu'il dévore et en expulser les résidus... Ce qui n'est pas notre cas.

« La décomposition des protéines produit de l'acide urique. »

## Que se passe-t-il quand nous mangeons de la viande ?

Dès la mastication, on s'aperçoit que la salive peine à assouplir la chair et on finit parfois par avaler des morceaux presque intacts. Ceux-ci vont passer dans l'estomac, puis dans notre intestin grêle – où les nutriments sont extraits des aliments – et enfin dans le côlon, dont le rôle est d'évacuer (en formant les selles) les déchets issus de leur dégradation. Le problème est que la viande stagne dans nos longs intestins, notamment dans ses anses, où elle finit par produire des putrescences et des résidus potentiellement toxiques.

En effet, dans les protéines animales, on trouve des minéraux comme le chlore, le phosphore, le soufre qui, une fois métabolisés, produisent des acides chlorhydrique, phosphorique et sulfurique. La décomposition des protéines produit également de l'acide urique. Il est présent naturellement sous forme de traces dans notre sang puisqu'il provient de la dégradation des cellules mortes. Mais certains facteurs peuvent augmenter son taux : la consommation d'alcool (surtout la bière), les efforts physiques prolongés, certains médicaments et la consommation de protéines animales (la viande, certains poissons ou encore les fromages très fermentés). Lorsqu'il est en quantité excessive dans le sang, l'acide urique est responsable de différentes pathologies, en particulier la goutte.

La capacité de nos reins et de notre foie à l'éliminer est limitée. Contrairement aux carnivores, nous ne disposons pas de l'urase, cette enzyme essentielle pour traiter l'acide urique. En conséquence, nous avons des difficultés à nous débarrasser de cette substance très toxique quand elle est présente en abondance parce qu'elle acidifie notre organisme. Celui-ci va alors chercher à tamponner cet excès d'acide en puisant dans ses stocks de minéraux, aux pouvoirs alcalinisants, pour rétablir l'équilibre. Par conséquent, plus l'on mange de viande rouge, blanche, ou encore de charcuterie et de produits laitiers (surtout de vache), plus l'on acidifie son corps, l'obligeant à puiser toujours davantage dans ses réserves alcalines. Ce processus de défense induit des effets particulièrement indésirables : asthénie (grosse fatigue), problèmes rénaux, constipation, crampes, douleurs articulaires, aggravation de l'ostéoporose. Ceux qui pratiquent assidûment les régimes hyperprotéinés le savent bien (voir p. 79).

« Plus l'on mange de viande rouge, blanche, ou encore de charcuterie et de produits laitiers, plus l'on acidifie son corps. »

Préserver l'intégrité de nos intestins est fondamental pour assurer la défense de notre organisme. Ils forment un extraordinaire rempart contre les toxiques, toxines, bactéries et virus en tous genres… Les intestins hébergent des populations de

« Tant qu'à se faire plaisir, autant choisir une viande de qualité. » lymphocytes (globules blancs) qui nous vaccinent au quotidien[1]. Ceux-ci agissent en synergie intelligente avec nos autres organes pour lutter contre tous les agents pathogènes qui nous agressent. Bref, nous avons là un véritable « second cerveau[2] » qu'il convient de chouchouter. Et puisqu'il n'est ni programmé ni équipé pour traiter un bol alimentaire de carnivore, évitons de le stresser !

L'idéal pour les omnivores que nous sommes est donc de manger entre cinq et sept protéines animales par semaine (disons une par jour), car on y trouve tout de même de nombreux acides aminés, notamment les huit considérés comme essentiels[3] et que notre organisme ne peut se procurer autrement. Bien sûr, il faut que les portions restent raisonnables.

Tant qu'à se faire plaisir, autant choisir une viande de qualité, si possible issue d'une bête qui a eu la chance de connaître l'herbe des champs plutôt que les farines animales[4].

---

1. Soulignons que notre corps est composé de 1 012 cellules et que nos intestins abritent 1 014 agents pathogènes en tous genres, de type bactéries ou virus. Les tissus lymphoïdes des intestins permettent de les tenir en respect dans la mesure où l'on maintient un écosystème intestinal sain, entre autres grâce à une alimentation de bonne qualité.
2. En dehors du cerveau, c'est en effet dans nos intestins que l'on trouve le plus de neurones. Parler d'un organe intelligent en ce qui les concerne est donc loin d'être absurde !
3. À savoir le tryptophane, la lysine, la méthionine, la phénylalanine, la thréonine, la valine, la leucine et l'isoleucine.
4. L'Europe vient d'autoriser de nouveau l'utilisation des farines animales dans les élevages... à peine vingt ans après le scandale de la vache folle !

Une bête que l'on n'a pas dopée aux antibiotiques et autres hormones de croissance, vous pourrez la savourer d'autant plus qu'elle sera goûteuse et riche en nutriments. Soyez-en sûr, votre corps vous dira merci !

Si vous êtes un adepte de l'entrecôte-frites, un petit conseil : ajoutez systématiquement une portion de légumes verts. Grâce à leurs minéraux (potassium, calcium, magnésium, sodium...) aux propriétés alcalinisantes, ils sont les alliés de votre intestin pour tamponner l'acidité produite par la métabolisation de la viande. En outre, ils facilitent le transit, donc l'élimination des déchets. Simples à assimiler, ils sont digestes et se dégradent sous forme d'acides *faibles* et volatiles[1] qui s'éliminent via les intestins et les poumons. Eh oui, une partie de ces acides se transforme en gaz carbonique que nous expulsons naturellement en respirant !

## En résumé

- La viande blanche produit autant d'acide que la viande rouge.
- Nos intestins d'herbivores ne sont pas adaptés pour métaboliser une grande quantité de produits carnés, dont nous faisons une trop forte consommation aujourd'hui.
- En excès, la viande favorise les pathologies chroniques modernes (maladies cardio-vasculaires, obésité, certains cancers...).

---

[1]. Acides « faibles » par opposition aux acides « forts » que sont les acides chlorhydrique, phosphorique et sulfurique.

- Alors, fini le temps où l'on pouvait manger une moelleuse entrecôte sans culpabiliser ? Oh non ! Mais pour que cela reste un plaisir, faites en sorte de ne pas en manger trop souvent. Et surtout, optez pour la qua-li-té !

# Pour aller plus loin

## Régimes hyperprotéinés, attention danger...

Lorsque vous vous lancez dans ce type de régime, êtes-vous conscient de prendre un risque ?

Une étude publiée en octobre 2010 dans la revue américaine *Annals of Internals Medecine*, menée sur vingt ans auprès de 130 000 personnes adeptes de cette méthode, a mis en évidence qu'elle augmentait de 23 % leur risque de mourir prématurément par rapport au reste de la population. Chez elles, le risque de décès par crise cardiaque est majoré de 14 % et celui de mourir d'un cancer s'accroît de 28 %. Sont également à mettre au crédit de ce régime d'autres effets secondaires plus ou moins gênants : mauvaise haleine, migraine, fatigue intense, troubles de la vision, mais aussi constipation sévère, calculs rénaux, voire insuffisance rénale. C'est d'ailleurs la raison pour laquelle il est recommandé à ceux qui suivent les méthodes hyperprotéinées de boire beaucoup d'eau. Beaucoup trop, en fait... Cette pratique va « lessiver » l'organisme et lui faire perdre au passage quantité de sels minéraux essentiels...
Le principe de ne manger, sur une période relativement longue, que des protéines animales va aussi hyper-acidifier votre corps. Pour rétablir son pH, il ira chercher dans les tissus musculaires, osseux et tendineux des éléments alcalinisants. Ce sont alors vos articulations, vos dents, ou vos cheveux qui vont être mis à contribution. Alors, certes, les régimes hyperprotéinés sont très efficaces pour maigrir et maigrir vite, mais êtes-vous sûr de vouloir en payer le prix ?

# IDÉE REÇUE N° 7

# Faire du stretching, c'est important après l'effort

« *"Un pour tous, tous pour un !"* Tels des mousquetaires en jogging, ils sont quatre copains, dans la trentaine, à se retrouver dans la salle de sport où j'officie. Depuis quelque temps, je les y croise trois fois par semaine. Ils arrivent et repartent systématiquement ensemble et, sur place, ils s'astreignent à deux heures d'effort continu, alternant rigoureusement cardio et culture physique. De toute évidence, il y a un défi derrière tout cela et j'ai bien l'impression qu'il s'agit de courir un marathon. Sérieux, concentrés, ils suivent un programme manifestement précis mais, à mon avis, pas vraiment cohérent pour progresser efficacement, ce qui me laisse penser qu'ils ont élaboré leur feuille de route dans leur coin… À chaque fin de séance, ils ont le même rituel : vingt bonnes minutes d'étirements intensifs. Et là, lorsque je les vois faire, je me dis *"aïe, aïe, aïe"*. »

### Le stretching, pour quoi faire ?

J'entends très souvent dire que s'étirer est excellent pour éviter d'avoir des courbatures, pour bien récupérer, pour améliorer ses performances... Ce n'est pas idiot du tout. C'est même très sensé. Encore faut-il choisir les mouvements adéquats, les exécuter correctement et au bon moment. La question du timing est en effet primordiale.

Beaucoup de gens sont convaincus qu'il est essentiel de s'étirer juste après l'effort, notamment pour ne pas être courbaturé le lendemain. Eh bien, ce n'est pas forcément le cas.

« Soumis à ce genre de tensions à l'issue d'une séance de sport, votre corps est susceptible de ne pas apprécier... »

Que se passe-t-il au niveau musculaire quand l'on s'étire ? Nos muscles sont soumis à des séries de contractions « excentriques » pour les détendre, les « décongestionner » et leur redonner un peu de longueur. C'est aussi une façon de les faire travailler. Dans ce cas précis, on les force à s'allonger au maximum en procédant, non pas par à-coups (comme je le vois faire trop souvent !), mais de façon fluide et progressive en suivant sa respiration. On inspire, puis on étire seulement en expirant, le but étant d'aller un petit peu plus loin dans l'étirement à chaque expiration. Celle-ci doit être longue et profonde afin de laisser au muscle le temps de s'adapter à ce qu'on lui demande et de se relâcher. Soumis à ce genre de tensions à l'issue d'une séance de sport, votre corps est susceptible de ne pas apprécier... Surtout si cette séance a été particulièrement exigeante. Il vous le fera d'ailleurs savoir et vous risquez finalement d'obtenir le résultat contraire à celui recherché, c'est-à-dire vous retrouver avec des courbatures les jours suivants !

Par ailleurs, si vous vous lancez dans des mouvements trop prolongés ou appuyés, cela peut créer des traumatismes sur des muscles qui auront probablement déjà subi des microlésions après une ou deux heures de cardio ou de culture physique. Vous risquez donc d'aggraver les choses, voire de provoquer des petits déchirements au niveau des tissus ou des tendons. À plus ou moins brève échéance, c'est la garantie de se blesser. Soyez donc

« En fonction du sport que vous venez de pratiquer et de l'intensité que vous aurez déployée, il est parfois plus hasardeux de conclure par du stretching que de ne rien faire. »

vigilant et rigoureux. En fonction du sport que vous venez de pratiquer et de l'intensité que vous aurez déployée, il est parfois plus hasardeux de conclure par du stretching que de ne rien faire.

### S'étirer diminue le tonus musculaire

À ceux qui croient que les étirements sont une bonne mise en train avant leur séquence sportive (quelle qu'elle soit) je dis : « Halte-là ! » Il ne faut pas confondre « étirement » avec « échauffement », deux étapes qui n'ont strictement aucun rapport. Le but de tout mouvement de stretching est de, littéralement, détendre les muscles pour les relâcher. Or, pour se chauffer, il est préférable de procéder par séries de contractions musculaires progressives, dans leur intensité comme dans leur amplitude, c'est-à-dire de plus en plus vite et de plus en plus fort. Ainsi, vous augmentez la température du muscle et le préparez à l'effort, ce qui est tout l'opposé des étirements, dont l'action est de diminuer le tonus musculaire.

Au-delà de ce constat, ce type de mouvement a un effet antalgique, ou antidouleur. Ce n'est qu'un phénomène éphémère mais qui peut avoir un impact désastreux. Après une bonne séquence de stretching, le corps est comme anesthésié. Par conséquent, si l'on se lance dans un effort un peu trop violent immédiatement après, on risque de se faire mal sans s'en apercevoir – ou en tout cas trop tard... Une autre conséquence des étirements est qu'ils provoquent la perte de proprioception des articulations, à savoir leur capacité à réagir et à s'adapter correctement au mouvement recherché. Encore une fois, c'est une évidence : si vous les endormez avec des étirements avant de démarrer votre jogging, ne vous attendez pas à ce qu'elles soient efficaces. Là aussi, la blessure – type entorse – vous guette.

### Adapter ses étirements à sa pratique sportive

Je ne suis pas en train de vous déconseiller le stretching. Bien au contraire ! C'est même salutaire, notamment lorsque l'on pratique régulièrement des sports qui exigent de la puissance – c'est la majorité des cas – et qui imposent donc aux muscles de fortes contractions concentriques, conduisant à les raccourcir. Si l'on ne compense pas ce phénomène avec des mouvements antagonistes, des étirements, on s'expose à des déséquilibres du squelette, puisque ce sont les muscles et les tendons qui le font se

« **En pratiquant régulièrement le stretching, on améliore l'élasticité du muscle et, du même coup, son amplitude gestuelle.** »

mouvoir et le tirent pour que nous puissions marcher, courir, lever les bras, etc.

En pratiquant régulièrement le stretching, on améliore l'élasticité du muscle et, du même coup, son amplitude gestuelle, dont je souligne que c'est un facteur de la performance. Mais attention, il n'est pas bon de s'étirer à outrance et, à l'issue d'un effort intensif, cela peut même s'avérer périlleux. Ménagez-vous plutôt des séances spécifiques, en marge des entraînements et/ou des compétitions. Bien sûr, ce n'est pas une règle absolue et il ne faut pas hésiter à faire appel à un professionnel (kiné, entraîneur, coach… pourvu qu'il soit compétent) pour savoir quand s'étirer et pour apprendre les gestes adéquats. Il vous conseillera la méthode de stretching adaptée à votre sport, car il en existe de très nombreuses…

### En résumé

- Faire du stretching après son entraînement n'est pas forcément une bonne idée. Et avant ? Surtout pas ! Il ne faut pas confondre s'étirer et s'échauffer !
- Cela reste néanmoins un complément recommandé à toute pratique d'un sport. Encore faut-il en maîtriser les gestes et savoir les pratiquer à bon escient, sinon l'on risque de se blesser bêtement.

## IDÉE REÇUE N° 8

# Il faut arrêter le sport pendant la grossesse

« Au moment d'écrire ce chapitre, impossible de me souvenir ce qu'avait fait ma femme au moment où elle avait appris qu'elle était enceinte de notre petite Lou… Avait-elle continué à faire du sport ?
"Tu rigoles ? Tu ne te rappelles pas ? m'a-t-elle lancé avec un air faussement choqué.
– Euh non…
– (Soupir) Pourtant ç'a été un gros sujet de dispute entre nous parce que j'avais décidé de tout arrêter. À l'époque, j'avais eu trop peur des risques et de perdre le bébé…"
Effectivement, il m'est revenu que sur ce sujet… je n'avais pas eu le dernier mot !

Je vous livre cette petite anecdote personnelle pour souligner un phénomène très fréquent : ce sont souvent les femmes enceintes qui, d'elles-mêmes, arrêtent toute activité sportive. Parfois, c'est leur entourage qui les en convainc, sans que l'avis du médecin ne soit sollicité…

La question est sensible et on entend un peu tout et son contraire sur le sujet, notamment qu'il existe un risque d'accouchement prématuré chez celles qui pratiquent régulièrement un sport durant leur grossesse. Mettons d'emblée deux choses au clair.

« Enceinte, il faut s'adonner à du sport-plaisir, mais plus encore à du sport-santé. »

Tout d'abord, rien n'a jamais été prouvé dans ce sens. En revanche, plusieurs études, dont une publiée en 2008 dans *The American Journal of Epidemiology*, ont mis en évidence que non seulement ce risque n'était pas accru chez les femmes enceintes qui continuaient à s'entraîner, mais qu'il était même sensiblement diminué !

Par ailleurs, si l'on souhaite commencer un sport[1], il est impératif d'en parler avec son médecin. Chaque grossesse est

---

1. Débuter un sport pendant la grossesse a d'ailleurs été recommandé par le Collège américain de gynécologie obstétrique en 2003.

unique : dans certains cas, il pourra être fortement déconseillé de faire un quelconque effort.

Pour celles qui ne présentent aucune contre-indication particulière, une seule règle à respecter : oublier toute idée de performance. Enceinte, il faut s'adonner à du sport-plaisir, mais plus encore à du sport-santé.

### Pratiquer une activité ADAPTÉE

Pour évacuer le stress, passez à la boxe, la lutte, le karaté… Je plaisante ! Évidemment, tous les sports de contact et de lutte sont à bannir, tout comme la plongée sous-marine et toutes les disciplines susceptibles d'engendrer chutes ou traumatismes : ski alpin et nautique, escalade, surf, équitation…

Le corps se transforme beaucoup à mesure que grandit le fœtus : les organes remontent pour lui laisser la place, ainsi qu'au placenta et au liquide amniotique. L'organisme fait des réserves lipidiques, l'abdomen s'élargit, le centre de gravité se modifie… Il faut que l'activité physique évolue avec ces nouvelles données physiologiques. À partir du troisième mois, les sports non portés, comme le jogging,

« Quelle que soit la discipline choisie, il est plus que jamais nécessaire de bien s'hydrater. »

sont à oublier. À partir du quatrième, il n'est plus question de faire des exercices sur le dos... Jusqu'au huitième mois, si la grossesse se déroule bien, il est possible de pratiquer sans souci : la marche (jusqu'à sept mois avec une intensité modérée, c'est-à-dire en étant capable de parler sans s'essouffler), la natation, l'aquabiking, le vélo, le vélo elliptique ou le yoga – à condition de suivre des cours adaptés. On peut aussi continuer à faire de la musculation avec des poids légers, sans mettre trop d'intensité, évidemment !

Quelle que soit la discipline choisie, il est plus que jamais nécessaire de bien s'hydrater. Et, bien sûr, inutile de rappeler qu'il faut arrêter tout exercice et consulter immédiatement en cas d'apparition de signes inhabituels ou de saignements.

### Pour quels bénéfices ?

Outre le bien-être physique et psychique qu'offre toujours la pratique sportive, elle a également un impact très intéressant sur les divers désagréments de la grossesse.

On constate sur les « pratiquantes » enceintes une diminution du syndrome abdominal douloureux qui se manifeste souvent au tournant du quatrième mois ; l'amélioration du retour veineux et du transit (la constipation est un problème récurrent chez les femmes enceintes) ; une réduction significative des lombalgies et du risque de diabète gestationnel (qui touche environ 6 % des futures mères durant leur grossesse et peut entraîner des complications pour le fœtus). Par ailleurs, selon une étude danoise publiée en 2009 dans la revue *Journal of Clinical Psychiatry* et menée sur une cohorte de plus de 70 000 femmes, elles seraient moins sujettes… au baby blues ! Enfin, les médecins recommandant aux futures mamans de ne pas prendre plus de 15 kg durant leur grossesse, il est utile de préciser que poursuivre une pratique sportive jusqu'au troisième semestre permet de limiter la prise de masse graisseuse.

Préserver en parallèle un bon équilibre alimentaire est primordial, mais pas question d'être obsédée par la balance durant cette période. Faire un régime à ce moment-là serait d'ailleurs une sacrée bêtise, tant sur un plan nutritionnel que psychologique (c'est quand même un passage de grande vulnérabilité émotionnelle, pas la peine d'ajouter de la frustration !). Il y a donc deux écueils à éviter : augmenter ses apports ou bien les diminuer. Le principe, c'est de se concentrer sur la qualité nutritionnelle en mangeant responsable mais sans se priver pour autant. C'est sans doute LE moment de se rappeler qu'on est ce que l'on mange… Ça vaut aussi pour le bébé !

Des envies, des fringales ? Il convient de limiter, autant que possible, les sucres rapides et les produits alimentaires industriels, souvent très sucrés aussi. Pourquoi ? Parce qu'ils enclenchent la pompe à insuline[1]. Conséquence : ce processus favorise le stockage du gras mais induit aussi des

---
[1]. Voir idée reçue n° 13, p. 127.

hypoglycémies réactionnelles. Ce sont elles les responsables de ces envies pulsionnelles de sucré qui se répètent tout au long de la journée !

Soyez à l'écoute des vrais besoins de votre corps (je sais, c'est plus facile à dire qu'à faire...) et privilégiez la qualité nutritionnelle de vos aliments. Vous aurez moins faim et, surtout, vous apporterez de bons matériaux à votre bébé. N'oubliez pas qu'il est en pleine « construction ».

### En résumé

- Pour une grossesse épanouie, pratiquez un sport ADAPTÉ (j'insiste !). Cela permet de réduire significativement l'impact de nombreux inconvénients susceptibles de se manifester au cours des neuf mois.
- Pensez à préserver en parallèle un bon équilibre alimentaire.
- Enfin, bien sûr : consultez votre gynécologue avant toute reprise ou poursuite d'une activité physique durant cette période. S'il n'y a aucune contre-indication : GO !

## IDÉE REÇUE N° 9

# Le gras, c'est mauvais pour la ligne et la santé

À quoi pensez-vous si je vous demande, là, à brûle-pourpoint, ce qui vous vient spontanément à l'esprit quand vous entendez l'expression « manger gras » ? Je suis prêt à parier qu'un bon nombre d'entre vous visualise une montagne de chantilly ou un confit fumant et, immédiatement après, une cohorte de petites particules graisseuses allant se loger voluptueusement dans le bas de votre ventre ou le haut de vos cuisses… Depuis une trentaine d'années, la chasse aux kilos se résume souvent à la traque des lipides. Donc halte au beurre, huile, fromage, crème, charcuterie… Parce qu'avec eux, on est servi : niveau calorique, c'est de la bombe ! Du coup, penser que moins il y a de gras dans nos assiettes, moins on grossit, semble d'une logique imparable.

Pas si simple…

## Un besoin vital

J'ai déjà eu l'occasion de souligner combien, de nos jours, notre jugement sur ce que nous ingurgitons est lié à la charge calorique[1]. Érigée en valeur étalon, elle nous fait oublier l'importance d'évaluer ce que nous apporte réellement un aliment au plan nutritionnel. Ainsi, nous avons tendance à écarter les lipides alors que, d'un point de vue énergétique, nous en avons grand besoin.

> « Nous avons tendance à écarter les lipides alors que, d'un point de vue énergétique, nous en avons grand besoin. »

Notre corps en consomme constamment : au repos, dans nos tâches quotidiennes, dès que l'on fait une activité physique. Les lipides sont même un carburant primordial lorsque l'on pratique des sports d'endurance (c'est-à-dire de longue durée et d'intensité moyenne). Sachez que nos ancêtres du paléolithique consommaient 45 % des 3 000 calories qu'ils ingéraient au quotidien sous forme de lipides. Certes, ils avaient une tout autre vie que la nôtre, qui les obligeait probablement à « brûler » ces apports énergétiques rapidement.

---

1. Voir idée reçue n° 2, p. 33.

Néanmoins, nous, hommes et femmes du troisième millénaire, pouvons être rassurés : si notre quota de lipides reste dans une fourchette de 20 à 40 % du total calorique quotidien, il n'a pratiquement pas d'impact sur notre masse graisseuse. Il faut dire aussi que le rôle des lipides sur notre organisme dépasse largement leur emploi comme source d'énergie. Nous en avons, en réalité, un besoin vital.

À commencer par notre cerveau : 50 % de son poids représente… du gras. Le gras est aussi un composant essentiel de nos cellules : leur membrane n'est constituée que de cela ! Les lipides sont donc, de fait, mobilisés dans nombre d'interactions mécaniques et chimiques : hormonales, nerveuses ou encore immunitaires. Par exemple, les lipides sont les précurseurs des hormones stéroïdiennes. *Késaco ?* Ce sont de petites molécules que l'on sécrète naturellement et qui nous donnent la « niaque ». Elles participent à notre immunité et possèdent un rôle anti-inflammatoire. Les laboratoires pharmaceutiques les reproduisent d'ailleurs chimiquement pour fabriquer, entre autres, la cortisone. Ce fameux médicament anti-inflammatoire n'est que le dérivé chimique du cortisol, hormone stéroïdienne sécrétée normalement par notre corps au niveau des glandes surrénales… Les lipides sont aussi les précurseurs de certaines hormones sexuelles. Il n'est pas rare que des sportifs et sportives de haut niveau, à la recherche du poids idéal pour être compétitifs, réduisent drastiquement leur consommation de lipides et se retrouvent en déficit de certaines hormones sexuelles. Ce déséquilibre hormonal impacte leur libido et, chez les femmes, leurs cycles menstruels.

La quantité de gras que l'on consomme a donc une influence considérable sur notre organisme et notre vie quotidienne. Il ne faut surtout pas s'en passer. Mais la qualité de ce gras est tout aussi fondamentale. Privilégier les bons acides gras doit être une PRIORITÉ.

### Il y a « gras » et « gras »...

On distingue deux grandes classes d'acides gras : les acides gras saturés et les acides gras insaturés. Pour vous épargner un fastidieux cours de sciences, retenez simplement que la différence entre les deux tient à leur composition chimique.

Où trouve-t-on des acides gras saturés ? Principalement dans les produits d'origine animale (produits laitiers, œufs, viande) et dans certaines huiles végétales (de palme ou de coco, par exemple). Quant aux acides gras insaturés, il en existe deux types : les mono-insaturés (essentiellement les oméga-9, dont le meilleur représentant est l'huile d'olive) et les polyinsaturés, les fameux oméga-3 et 6. Ceux-là sont aussi appelés « acides gras essentiels ». Comme notre corps n'en fabrique pas, il faut les acquérir par notre alimentation. Algues, poissons (type maquereau, sardine, saumon – sauvage uniquement), lin (sous forme de graines ou de farine), oléagineux (amandes, noisettes, noix de cajou ou du Brésil...), légumes à feuilles vertes (comme la salade) ou encore huile de colza (si on ne l'utilise pas pour la cuisson) sont de très bonnes sources d'oméga-3. Les oméga-6 nous sont fournis par les produits d'origine animale et les huiles végétales comme celles de pépins de raisin, de tournesol, de noix, etc.

On le sait, une grande partie de nos dépenses caloriques est couverte par les lipides. Il faut donc que notre alimentation nous en apporte suffisamment. Nous avons besoin de tous ces lipides et de respecter un bon équilibre entre eux. Les acides gras saturés ont le rôle de « combustibles » pour faire face à nos dépenses énergétiques pures mais il faut en manger raisonnablement, en fonction de notre activité, car tout excès de ces lipides-là entraîne un risque de cholestérol et de prise de poids. Sachez qu'en forçant sur les rillettes ou le saucisson vous allez fournir de la matière énergétique à votre corps, mais si vous ne la dépensez pas, elle sera stockée sous forme de graisse. Parallèlement, pensons à réévaluer nos apports en oméga-3 et 6, car ce sont bien ces lipides qui composent nos membranes cellulaires. Du coup, les voilà au cœur de toutes les réactions chimiques auxquelles, chaque seconde et à notre insu, nos cellules participent. En leur qualité de précurseurs hormonaux, la

« **Nous avons besoin de tous ces lipides et de respecter un bon équilibre entre eux.** »

disponibilité de l'un ou l'autre de ces acides gras dans nos cellules favorise la production d'hormones aux vocations différentes, voire opposées. Pour résumer, les oméga-3 favorisent les processus anti-inflammatoires et ont une action antiagrégeante et vasodilatatrice. Alors que les oméga-6 sont pro-inflammatoires et facilitent les phénomènes de coagulation et de vasoconstriction.

Des rôles différents donc, mais tout aussi essentiels les uns que les autres. Le problème c'est que notre alimentation moderne a créé un déséquilibre flagrant, et ô combien désastreux, entre ces deux familles d'acides gras.

### Attention, terrain miné !

Quel est le niveau idéal d'apport en oméga-6 et 3 ? Il se situe autour de 5 oméga-6 pour 1 oméga-3. Or ce n'est pas du tout ce qui est relevé aujourd'hui dans nos assiettes où la quantité d'oméga-6 explose par rapport aux oméga-3. Ce ratio atteint même 40 pour 1 sur certaines tables américaines ! Comment expliquer cet incroyable différentiel ? Très simple : si notre alimentation a considérablement évolué depuis 1945 (avec l'industrialisation massive des processus de fabrication) celle des animaux qui finissent dans notre assiette aussi. Il fut un temps où les veaux, vaches, moutons, chèvres ou brebis, dont sont issus les produits laitiers ou la chair qui nous régalent, se nourrissaient, dans les pâturages, d'herbe et de feuilles bien vertes, bien grasses et bien riches en... oméga-3. Désormais, on alimente principalement les bêtes avec des céréales, et notamment avec du maïs, très riche en oméga-6. En faisant très nettement pencher la balance en faveur de ces acides gras au détriment des oméga-3, on a favorisé l'explosion des grandes pathologies inflammatoires que sont l'obésité, le diabète, certains cancers et maladies auto-immunes, sans compter tous les petits maux se terminant en « -ite » qui nous empoisonnent la vie : bronchite, arthrite, sinusite… Bref, notre terrain est miné !

Il faut donc retrouver un équilibre et rétablir le bon rapport entre oméga-6 et 3. Il en va de notre santé et de notre intégrité physique.

### Trouver le bon équilibre

Supprimer les graisses ne fait pas maigrir. Plusieurs études menées sur des patients obèses ont montré qu'une restriction radicale en lipides n'avait pas d'impact sur la perte de poids. C'est même le contraire ! La solution n'est donc pas de se priver inconsidérément d'aliments gras mais d'en consommer assez, au quotidien, pour couvrir ses dépenses énergétiques et ses besoins en oméga-6 et 3.

Ne boycottons pas les acides gras saturés qui sont source

« Le bon gras des oméga-3 favorise la lipolyse, la libération du gras. »

d'énergie mais gardons à l'esprit qu'une consommation excessive (trop de viande, par exemple) est un facteur de prise de poids. Pourquoi ? Parce qu'un trop-plein d'acides gras saturés finit par bloquer le phénomène de lipolyse, c'est-à-dire l'utilisation des lipides pour faire face à une dépense énergétique. Autre ennemi de notre silhouette : les oméga-6. Exagérément présents dans notre organisme, ils participent à la prolifération des cellules graisseuses et à l'augmentation de nos réserves de graisse en permettant d'accroître la taille des adipocytes (souvenez-vous, ces petites poches qui servent à stocker le gras dans le ventre, les cuisses, les bras[1]. Il faut donc en consommer avec modération.

Les oméga-3, eux, ont la propriété de commander la combustion des graisses. Il a été démontré par différentes études menées aux États-Unis que privilégier ces acides gras essentiels dans le bol alimentaire des personnes en surpoids se concrétisait par des kilos… en moins ! Oui, le bon gras des oméga-3 favorise la lipolyse, la libération du gras. Qui veut maigrir doit en manger tous les jours ! Mais, là encore, inutile d'en ingérer excessivement. Il faut garder à l'esprit l'objectif de conserver le bon équilibre entre oméga-6 et 3, le fameux ratio 5/1, afin de respecter l'harmonie physiologique du corps. « Nous sommes ce que nous mangeons », disait, 400 ans avant J.-C., le père de la

---

1. Voir idée reçue n° 5, p. 57.

médecine, Hippocrate. Deux millénaires plus tard, c'est encore valable.

Dernière recommandation : bannissez l'association des lipides et des glucides. Le sucre, en stimulant la production d'insuline, favorise en effet le stockage du gras.

Et bien sûr... faites du sport (c'est plus fort que moi !). C'est le meilleur moyen d'élever votre métabolisme de base, donc votre consommation d'énergie quotidienne, donc l'élimination des lipides. CQFD.

## En résumé

- Ne supprimons pas les lipides ! Ils sont bons pour la santé et la ligne.
- Il vaut mieux privilégier le bon gras, notamment en rééquilibrant ses apports en oméga-3, qui facilitent, entre autres, la perte de poids.
- Évitez autant que possible le mariage pernicieux des lipides et du sucre !

# Pour aller plus loin

## Caloriques mais bénéfiques
Voici notre top 5 des aliments dont on aurait vraiment tort de se priver. Malgré leur réputation de faire grossir, leur richesse nutritionnelle les transforme en véritables alliés de notre santé.

### L'avocat
Ayant la particularité d'être deux fois plus riche en graisse qu'en sucre, ce fruit est mis à l'index de la plupart des régimes. Erreur ! Remettons les choses à leur juste proportion : 100 g d'avocat (soit la moitié d'un) correspond à peine à une quinzaine de grammes de graisse. Pas de quoi le diaboliser ! De surcroît, il s'agit d'acides gras essentiels, excellents pour le système cardio-vasculaire. Par ailleurs, voilà un fruit riche en vitamines E (un puissant antioxydant) et en fibres (qui facilitent le transit et l'absorption des sucres)… Alors, quand c'est la saison, n'hésitez pas à le convier régulièrement à votre table !

### La banane
Oui, c'est une bombe à sucre, mais ce fruit est surtout un aliment ultra-alcalinisant. Pour contrer les effets de notre alimentation toujours plus acidifiante, on peut donc compter sur lui ! Les sportifs l'adorent d'ailleurs aussi pour cela : il n'existe rien de mieux pour juguler l'acidité produite par les efforts physiques intenses. Un peu verte, la banane diffuse son énergie lentement et sera donc utile une

à deux heures avant une séance de sport. Bien mûre, et alors gorgée de sucres rapides vite assimilables, elle sera un bon reconstituant après l'effort. Par ailleurs, la banane est riche en potassium, un de ces minéraux essentiels dont il faut impérativement éviter la carence sous peine de crampes, de difficultés à récupérer ou de blessures.

## La pomme de terre

Évidemment, baignées dans l'huile pour faire des frites, les patates n'ont que très peu d'intérêt nutritionnel. Mais cuites à la vapeur (de préférence) pour en faire une salade, par exemple, elles ont des qualités proches de celles de la banane. La pomme de terre est souvent au menu des sportifs de haut niveau après un entraînement difficile, ou une compétition, car elle est très riche en potassium et en anti-acidifiants (contrairement aux pâtes, riz et autres féculents).

## Le chocolat

Le chocolat noir (pas le chocolat au lait) contient bien plus de polyphénols aux propriétés antioxydantes que le thé vert ou les myrtilles, par exemple. En croquer un ou deux carrés par jour (parce qu'il ne faut pas non plus exagérer !) contribue à diminuer les risques cardio-vasculaires. Déstressant, il a aussi un effet rassasiant… ce qui aide à ne pas finir la tablette d'un coup (en théorie) !

## Le vin

Le vin rouge (pas le blanc) est aussi connu, à juste titre, pour ses polyphénols, et notamment le resvératrol. Ce type de polyphénols est réputé pour limiter les risques cardio-vasculaires ainsi que pour ses propriétés anti-inflammatoires et antioxydantes. Son pouvoir antistress est équivalent à celui du chocolat. Là encore, pas question de se jeter sur une bouteille pour autant. On s'en tient à une consommation modérée, raisonnée et surtout à des jus de qualité !

## IDÉE REÇUE N° 10

# Je cours demain alors aujourd'hui, je mange ce que je veux !

Honnêtement, vous croyez vraiment qu'un footing le dimanche matin suffit à éliminer le dîner un peu riche – et/ou arrosé – de la veille, ou les petits excès que vous avez accumulés au fil de la semaine ? Ce serait trop beau ! Je sais bien qu'au fond de vous, vous n'êtes pas dupe… Disons que c'est une façon de vous déculpabiliser au moment d'attaquer votre planche de charcuterie à l'apéro. Vous savez que je ne suis pas un adepte des petits calculs caloriques[1] mais, pour une fois, je vais y recourir. Vous allez ainsi pouvoir visualiser, de manière évidente, la quantité d'efforts à fournir pour évacuer les conséquences d'une alimentation un peu trop riche.

---

1. Voir idée reçue n° 2, p. 33.

> « En trente minutes de footing, vous pouvez espérer "brûler" trois verres de vin ou une cinquantaine de grammes de chips. »

## Des minutes et des kilocalories

Combien de calories peut-on théoriquement « éliminer » en courant soixante minutes ? Jusqu'à six cents kilocalories. C'est insuffisant, sachez-le, pour venir à bout d'un menu burger de fast-food, par exemple. En trente minutes de footing, vous pouvez espérer « brûler » trois verres de vin ou une cinquantaine de grammes de chips[1]. (Eh oui, vous avez bien lu « ou » et pas « et ».) Pas plus ? Non, vraiment !

Autre scénario : vous vous êtes retenu de faire un écart la veille de votre séance de cardio et, tout heureux de votre demi-heure de course, vous décidez de récompenser vos efforts avec un croissant ou un pain au chocolat. Statistiquement, vous aurez alors consommé plus de calories que vous n'en aurez dépensées…

---

1. Je rappelle que toutes ces valeurs restent des moyennes. Chaque individu a son propre métabolisme, qui dépend de sa physiologie, de son hygiène de vie et de sa génétique.

## Pensez à votre métabolisme de base

Il y a de quoi vous décourager de courir ? C'est assez probable si vous le faites dans le seul et unique but de compenser vos excès alimentaires. Cela n'aura pas vraiment d'incidence, en revanche, si vous êtes conscient qu'il vaut toujours mieux se bouger que de traîner sur votre canapé ! Si, effectivement, faire du cardio ne permet pas d'éliminer 100 % des effets d'un repas riche, s'y mettre régulièrement est, de toute façon, excellent pour votre santé[1]. Entre autres bénéfices, le cardio permet une meilleure circulation du sang et de tous les fluides en général, et il stimule efficacement l'activité des émonctoires (foie, reins, poumons, peau, intestins). En faisant fonctionner notre organisme à plein régime, on évite d'accumuler les toxines.

Ceci étant dit, pratiquer le cardio régulièrement ne suffit pas quand on souhaite perdre du poids ou garder la ligne. Que faut-il donc faire de plus ? La répétition étant au cœur de

« Il faut, d'une part, adopter une alimentation intelligente et, d'autre part, augmenter son métabolisme de base. »

---

[1]. Voir idée reçue n° 14, p. 143.

la pédagogie, je n'hésite pas à redire ce que j'ai déjà expliqué plusieurs fois[1]. Il faut, d'une part, adopter une alimentation intelligente et, d'autre part, augmenter son métabolisme de base. Pour cela, le cardio n'est, certes, pas inutile : courir, nager, pédaler, marcher… ces pratiques agissent sur nos capacités de dépense énergétique. Je précise d'ailleurs que toutes les activités physiques y participent, y compris les gestes du quotidien : faire le ménage, marcher jusqu'à la station de bus, monter les escaliers à pied, se lever pour se rendre dans le bureau des collègues (plutôt que de leur téléphoner ou de leur envoyer un e-mail), etc. De récentes études ont ainsi révélé que quelqu'un qui n'est pas sportif, mais qui bouge souvent au fil de la journée, a une dépense énergétique supérieure à quelqu'un qui court deux à trois fois par semaine, mais qui a un comportement sédentaire le reste du temps[2]. Le mieux est évidemment d'avoir un mode de vie actif et de faire du cardio, mais ça, vous l'auriez deviné tout seul…

Comme ces activités n'agissent sur nos dépenses énergétiques que ponctuellement, le *must* est de pouvoir augmenter son métabolisme de base de façon continue, même quand on ne fait rien. Vous me voyez venir ? Eh oui, pour se faire, il n'y a pas mieux que la musculation ! Encore une fois, c'est LA technique pour brûler des calories, y compris en dehors des séances[3].

---

1. Voir, entre autres, idées reçues n° 4 et 5, pp. 41 et 57.
2. Je précise que l'on parle ici uniquement de l'impact de l'activité physique sur la capacité à « brûler » des calories, et non de son impact global sur la santé en général.
3. Si vous lisez l'idée reçue n° 14, p. 143, vous saurez que c'est aussi un bon moyen de lutter contre les dommages du temps !

**En résumé**

- Dans la chasse aux kilos, le cardio n'est pas l'arme la plus efficace. Gardons en mémoire qu'une heure et demie de footing ne permet d'éliminer que l'équivalent calorique d'un gros menu burger-frites-soda !
- La meilleure façon de maigrir est à la fois d'adopter un mode alimentaire intelligent et d'augmenter son métabolisme de base (sa capacité à consommer de l'énergie même au repos). Pour cela, la solution idéale est de se mettre à la musculation, avec des exercices équilibrés et adaptés.
- Ne laissez pas tomber le jogging ou le vélo pour autant : ce type d'activités reste un incontestable allié de votre santé !

## IDÉE REÇUE N° 11

# Sauter le petit dèj', c'est pas grave !

« *"Non Erwann, je n'ai pas besoin de manger le matin puisque je n'ai pas faim ! Et d'ailleurs, je n'ai pas le temps pour un petit déjeuner. Une douche, un café et basta ! Si je suis venu vous voir, ce n'est pas pour changer ce qui va, mais pour m'aider à changer ce qui ne va pas. Et, comme vous le voyez, le problème, c'est que je suis trop gros !"*

Voilà, c'était Georges à notre premier rendez-vous, il y a quelques années. Un businessman à la faconde toute méridionale dont l'unique souci était de retrouver son poids de forme. Il pesait à l'époque 120 kg. Nous nous voyons toujours de temps à autre, il m'invite régulièrement au restaurant par amitié, fidélité, et pour fêter ses 40 kg perdus, jamais repris. Nous avons travaillé deux ans ensemble pour parvenir à ce résultat. Cela a bouleversé bon nombre de ses certitudes, sa vision de la vie et… celle du petit déjeuner ! Depuis, plus question pour lui de s'en passer. »

Partir de chez soi le ventre vide parce qu'on préfère grappiller vingt minutes de sommeil en plus, plutôt que de les perdre à se préparer un petit dèj', puis, sur la route du bureau, s'offrir un café, éventuellement accompagné d'un croissant, pour finir de se réveiller… Au fond, qu'est-ce que ça peut faire ? Il n'y a pas mort d'homme. Effectivement, mais c'est une mauvaise, très mauvaise, habitude, qui a bien plus d'impact qu'on ne le pense.

Si vous avez lu l'idée reçue n° 3, p. 41, vous êtes au courant qu'il vaut mieux cinq prises alimentaires par jour (trois repas raisonnables et deux collations) plutôt que trois prises non équilibrées. Ou pire, que deux, comme Georges qui, après son seul café du matin, attendait le midi pour manger enfin, mais sans excès, et faisait bombance le soir. C'est souvent ce qui arrive quand on saute un repas : on est tenté de « se rattraper » sur les autres. Or, avec un rythme de repas irrégulier et un trop grand déséquilibre des quantités avalées, on stimule les mécanismes de stockage des graisses (n'oublions jamais que notre organisme est toujours prompt à se prémunir face au risque de manque). En compensant avec un déjeuner et/ou un

> « Il est nécessaire de s'accorder un petit déjeuner pensé "rationnellement" et con-sis-tant ! »

dîner plus calorique, on favorise la montée de l'insuline, elle-même excellent agent facilitateur de stockage !

De plus, sautez le petit dèj' et vous serez, vous l'avez sans doute constaté, sujet à des coups de barre. Les adeptes du café-croissant connaissent bien ce phénomène, surtout s'ils ajoutent à leur viennoiserie de la confiture ou une fameuse pâte à tartiner particulièrement sucrée… Car vite assimilés, ces glucides-là provoquent un pic glycémique, c'est-à-dire une brutale élévation du sucre dans le sang, suivie rapidement d'une chute vertigineuse. On ressent alors des difficultés à se concentrer, une certaine somnolence et une envie pulsionnelle de… sucre. C'est ce qu'on appelle une hypoglycémie réactionnelle, et elle peut se répéter plusieurs fois au cours de la journée. Ce processus nous conduit sournoisement, et de façon compulsive, à rechercher des saveurs sucrées. C'est ainsi que l'on bascule dans le désordre alimentaire. Pour éviter cet écueil, il est nécessaire de s'accorder un petit déjeuner pensé « rationnellement » et con-sis-tant ! Ce moment est le garant du bon déroulement de la journée, parce que les nutriments consommés le matin vont conditionner la chimie du corps pour les dix heures qui suivent.

### Un bon petit déjeuner ne fait pas grossir !

Le mot est précis : « déjeuner », ou plus exactement « déjeûner », est étymologiquement le repas qui rompt le jeûne de la nuit. D'ailleurs, autrefois, il n'y avait pas de « petit dèj' », on appelait la collation du matin le « déjeuner », puis celle du midi le « dîner », et celle du soir le « souper ». (Ces appellations sont toujours utilisées au Québec.)

Le matin, après sept à huit heures de sommeil (en moyenne) au cours desquelles il n'a reçu aucun apport nutritionnel, notre organisme est en état de réceptivité maximale pour accueillir la nourriture qu'on lui propose. Et c'est sans doute le seul moment de la journée où l'on peut manger sans grand risque de faire des réserves de graisse ! Seulement, le corps attend ici des apports reconstituants qui vont lui permettre, notamment, de remettre à niveau les réserves de glycogène du foie (dont le rôle est de prévenir l'hypoglycémie). Il a aussi besoin de graisses et de protéines facilitant la régulation du sucre dans le sang.

« Le corps est sacrément exigeant, me direz-vous. Alors quel genre de petit déjeuner lui fournir pour le combler ? » Comme j'aime à l'expliquer[1], le mieux est de commencer la journée par un bon jus de fruits centrifugé. On combine idéalement des fruits et un légume, et on avale ainsi une bonne dose de vitamines et de minéraux qui nous suffiront pour tenir une grande partie de la journée. Ils permettent également de traiter l'acidité et de fournir une bonne hydratation.

Puis on enchaîne avec un thé vert (il vaut mieux éviter le café) que l'on accompagne de deux tranches de pain complet ou aux céréales, au levain naturel, en essayant de proscrire la

---

1. Voir idée reçue n° 3, p. 41.

baguette car elle contient des sucres rapides. On les tartine de beurre – sans mettre le quart d'une tablette évidemment – et, éventuellement, d'un peu de miel ou de confiture… On accompagne le tout d'une bonne poignée d'amandes et noisettes pour leurs acides gras essentiels (c'est du bon gras, je le rappelle !) et on termine par un œuf, une tranche de jambon ou un morceau de fromage de chèvre (oui, ça marche aussi !). On a ainsi des sucres lents pour l'énergie, et ce qu'il faut de protéines pour booster la production d'adrénaline, qui est indispensable pour éviter le coup de barre du milieu de matinée.

### Les bons réflexes du matin

Une fois le jus de fruits avalé et avant d'entamer le reste du petit déjeuner, je conseille à mes coachés (Georges s'y est mis aussi) de prendre une douche. (Chaude car, contrairement à ce que l'on pense, le jet d'eau froide ne réveille pas[1] !) Ces quelques minutes laissent au corps le temps d'assimiler tous les bienfaits du cocktail.

Durant cette phase où nous sortons du sommeil, nous sommes sous l'emprise de toutes sortes d'hormones et, notamment, du cortisol qui a la propriété d'activer l'utilisation des nutriments ainsi que la combustion des protéines, lipides et glucides. En fait, cette hormone prépare le corps à assimiler

---

[1]. Voir idée reçue n° 12, p. 121.

efficacement le petit déjeuner. J'encourage les plus volontaires à potentialiser l'action du cortisol en s'octroyant, au saut du lit et encore à jeun, une brève séance de… cardio (vingt à trente minutes de vélo, de course à pied ou de marche rapide). Au réveil, on consomme encore plus de gras qu'à tout autre moment de la journée. Comme le sucre se fait rare dans le sang après une nuit de repos, le corps cherche à compenser en puisant dans ses réserves de lipides pour les transformer en carburant. Un phénomène également soutenu par la sécrétion de cortisol.

J'ajoute que pratiquer un effort physique au lever stimule la production de sérotonine, dopamine ou endorphine, autant d'hormones qui diffusent une délicieuse sensation de bien-être et de sérénité, de tonicité et de vigilance. En augmentant sa température interne, on réveille aussi son corps de la meilleure façon qui soit. Bref, on ne peut que démarrer la journée du bon pied !

### Attention au faux ami du petit dèj'…

Les yeux pas vraiment en face des trous le matin ? Du mal à se mettre en train ? Un petit état de torpeur, voire d'apathie en milieu de journée ? On se dit alors qu'on aurait bien besoin d'un coup de boost et qu'un café s'impose. Après un expresso, on se sent d'un coup plus alerte, plus présent, en meilleure possession de nos moyens physiques et intellectuels. Mais gare aux effets pervers de la caféine…

Ce puissant stimulant agit sur le système nerveux central, le métabolisme et le système cardio-vasculaire. Une fois la barrière des intestins passée, ce breuvage aux effluves enivrants se diffuse très rapidement dans le sang. Une partie est métabolisée par le foie mais le reste monte directement au cerveau. Stimulé par la caféine, ce dernier ordonne une augmentation de la production d'adrénaline et de dopamine, d'où une réelle impression d'être plus éveillé et performant.

« J'encourage les plus volontaires à potentialiser l'action du cortisol en s'octroyant une brève séance de... cardio. »

Malheureusement, cet état euphorique s'évanouit au bout de quelques heures. Survient alors une phase de décompression, l'effet rétroactif, qui nous pousse à retourner au troquet du coin ou au distributeur du bureau pour reprendre un shoot de caféine. Or, plus nous en consommons, moins nous sommes sensibles à ses effets. Il nous en faut donc toujours davantage. C'est ainsi que l'on passe vite d'un bol de café au réveil, à quatre, cinq, six, voire dix tasses par jour. Une vraie drogue.

Lorsque j'ai dit à Georges qu'il vaudrait mieux qu'il arrête les expressos, il a été catégorique : « Impossible ! Je ne peux

> « Le café est un puissant acidifiant. Son hyper-consommation entraîne une perte de minéraux essentiels. »

pas m'en passer ! » J'ai cru m'entendre ! Je le confesse, j'ai moi aussi une relation totalement passionnelle avec cette boisson, qui reste ma grande faiblesse. Je sais que, quand je commence à boire une tasse, je dois batailler intérieurement pour ne pas enchaîner avec une autre, puis encore une autre… J'ai donc opté pour une solution relativement radicale : je m'en passe plusieurs mois par an. Pourquoi m'en priver alors que c'est un de mes grands plaisirs ? Pas par masochisme (quoique…), mais pour mon confort physique.

Le café est un puissant acidifiant. Son hyperconsommation entraîne une perte de minéraux essentiels et donc des carences en magnésium, potassium et autres, qui peuvent provoquer des problèmes physiologiques plus ou moins ennuyeux, comme des crampes, des tendinites ou des diarrhées chroniques. Chez les femmes, les méthylxanthines du café (ou du thé noir, d'ailleurs) inhibent la synthèse du fer, ce qui peut provoquer des anémies. Voilà pourquoi, je conseille à mes coachés de tenter des périodes d'abstinence, au moins pour qu'ils puissent juger de ce que le café produit sur l'organisme et constater la différence avec et sans.

Commencer par un sevrage d'une dizaine de jours est un bon test. Je le sais, c'est difficile : dans les premiers temps, on se sent atone, ramolli, fatigué, et cela nous pousse souvent à craquer. Mais si on tient le coup, c'est payant. Au premier petit noir que l'on sirotera ensuite, on percevra les effets exacts de la caféine, dont on n'avait plus du tout idée en étant accro : une nette accélération du rythme cardiaque, des bouffées transpirantes, de la fébrilité. Chez certains, ce sont même de vrais tremblements, des nausées, sans compter les acidités gastriques…

Je ne dis pas qu'il faut renoncer totalement à ce péché mignon. L'idée d'interdire quoi que ce soit n'entre pas dans ma philosophie. Culpabiliser les gens ne s'avère pas être une méthode efficace pour les convaincre de changer leurs habitudes de consommation. Je préfère les laisser juges du résultat, en leur proposant de faire l'expérience de ce que je leur conseille. Je suis d'ailleurs mon premier cobaye. Je ne vous cache pas qu'il m'en coûte de me priver de café sur des périodes plus ou moins longues, mais ça m'aide aussi à rester lucide sur ce délicieux faux ami.

### En résumé

- On prend le temps de se faire un vrai petit déjeuner et on ne se prive pas de marier plaisir et ingrédients reconstituants. C'est la garantie de passer une bonne journée.

- Les nutriments consommés le matin conditionnent la chimie du corps pour les dix heures qui suivent.
- Pour vraiment commencer du bon pied, et si on en a le courage, on s'offre à jeun une petite séance de cardio. (J'exagère ? Mais non !)
- Enfin, si on est accro au café, ce qui est mon cas, il faut apprendre à ralentir sa consommation et même à s'en passer de temps en temps. Cela permet de rester clairvoyant sur sa nature de faux ami.

## IDÉE REÇUE N° 12

# Un bon bain chaud aide à s'endormir

« Aurélien, 29 ans, avocat, m'a récemment contacté pour que je l'aide, non pas à se forger un corps d'athlète, mais à retrouver… un sommeil de bébé ! Pour comprendre ce qui n'allait pas, je lui ai demandé de me décrire sa journée type. En résumé :

– 6 h : Se lève et consulte ses mails sur son smartphone en buvant un café, puis prend une douche presque froide pour finir de se réveiller.

– 8 h : Grignote une viennoiserie au bureau, avant de se mettre au boulot.

Prend trois ou quatre pauses cigarette-café dans la matinée.

– 13 h 30-14 h : Déjeuner de travail ou sandwich pris à la va-vite.

– Jusqu'à 20 h 30 : Ponctue son travail de plusieurs récrés cigarette-café.

– 21 h : Deux à trois fois par semaine, se rend au club de sport ou fait un jogging.

– *23 h : Rentre chez lui. Dîne d'un plat préparé. Fait un dernier tour sur sa boîte mail avant un bon bain chaud, et se met au lit pour cinq à six heures d'un sommeil agité, fractionné, souvent difficile à trouver.*

*Tu m'étonnes !* »

En écoutant Aurélien, je me suis dit que je venais de rencontrer l'homme qui avait trouvé le parfait antidote à la narcolepsie. Dans le genre « je ne me donne aucune chance d'arriver à m'endormir », il venait de faire un sans-faute. 10 sur 10 ! Quand je le lui ai expliqué, le détail qui l'a tué, c'est le coup du bain chaud. Comme beaucoup de personnes, il avait toujours cru que c'était une bonne façon de se préparer à dormir. Perdu !

« **Si l'on cherche à engourdir l'organisme avant de se coucher, rien de tel qu'une douche froide.** »

Un bain chaud est au contraire un excellent moyen de réveiller son corps. Ses effets vasodilatateurs activent la circulation et dynamisent les échanges chimiques. La température du corps augmente, ce qui a un effet excitant. Par conséquent, il vaut mieux en prendre un le matin !

En revanche, si l'on cherche à engourdir l'organisme avant de se coucher, rien de tel qu'une douche froide. Surpris ? Aurélien aussi. La logique est pourtant d'une simplicité enfantine. Pour bien se préparer à tomber dans les bras de Morphée, le corps déclenche une série de processus hormonaux dont le rôle est de ralentir son activité, son métabolisme, et d'abaisser progressivement sa température. L'eau froide y contribue magnifiquement, surtout si vous venez de faire du sport. Je suis bien conscient que cette perspective est quelque peu… refroidissante. Néanmoins, elle est diablement efficace. À vous de voir…

### Les clés du sommeil

Quand on travaille tard, il est préférable de se ménager un créneau le matin plutôt que le soir pour faire un peu de sport. La qualité du sommeil dépend aussi de l'accumulation de la fatigue au cours de la journée. Cette dépense d'énergie matinale sera très bénéfique le soir venu. Mais si, comme Aurélien, vous n'avez pas d'autre moment que vos soirées pour pratiquer une activité sportive, continuez. Même si ce n'est pas le timing idéal, il vaut mieux cela que de ne rien faire du tout.

Pour mieux s'endormir après une journée particulièrement dense et stressante, évitez absolument de faire un gros dîner. Digérer un repas copieux oblige le corps à une débauche d'énergie qui entraîne, évidemment, une augmentation de la température corporelle. Or, comme vous le savez maintenant, celle-ci contrarie tout espoir de passer une nuit paisible…

Autre ennemi du sommeil : les excitants ou stimulants en tout genre. On y va donc doucement sur le café et la cigarette au cours de la journée si l'on a du mal à s'endormir le soir.

Enfin, il ne faut pas oublier que nous sommes soumis à nos hormones. Notre sommeil dépend particulièrement de l'une d'entre elles : la mélatonine.

**Pensez à votre horloge biologique**

Aujourd'hui, 30 % des Français déclarent souffrir de troubles du sommeil, un chiffre en augmentation constante depuis une soixantaine d'années. En cause, il y a le stress et le rythme de vie, certes, mais pas seulement…

Qu'est-ce qui déclenche le sommeil ? La mélatonine, une hormone dont la faculté essentielle est de diminuer notre température interne, créant ainsi un contexte favorable à l'endormissement. Elle est sécrétée par une glande située dans le cerveau, dont l'activité est influencée directement par la lumière. Plus l'intensité lumineuse diminue, plus elle travaille à produire de la mélatonine. Plus le taux de mélatonine augmente dans notre organisme, plus l'on a envie de dormir. Voilà pourquoi l'hiver, quand le soleil se

> « Aujourd'hui, 30 % des Français déclarent souffrir de troubles du sommeil, un chiffre en augmentation constante. »

lève tard et se couche tôt, on se sent bien plus fatigué qu'en plein été !

Aujourd'hui, cette implacable mécanique est parasitée par notre environnement moderne. Nous vivons en permanence dans un véritable bain lumineux. Quand le soleil disparaît à l'horizon, c'est l'éclairage artificiel qui prend le relais dans les rues, les commerces, les maisons... Nous ne laissons plus de place à la nuit. L'omniprésence des écrans autour de nous joue également un rôle de premier ordre. Tablettes, téléphones, téléviseurs, ordinateurs ont envahi notre quotidien... jusque dans nos lits ! Il n'est pas rare que le dernier geste de la journée soit d'appuyer sur le bouton « off » de sa liseuse ou de son portable. Cette exposition permanente à diverses sources lumineuses agit sur nous comme un stimulant, perturbe la sécrétion de mélatonine et affole notre horloge biologique.

« **Cette exposition permanente à diverses sources lumineuses agit sur nous comme un stimulant, perturbe la sécrétion de mélatonine et affole notre horloge biologique.** »

Quand Aurélien a pris conscience de tout cela, il a suivi mes conseils et il se ménage maintenant un petit sas de décontamination à la pollution lumineuse. Désormais, il éteint son smartphone une petite heure avant de se mettre au lit. Et, plutôt que de regarder la télé, il écoute de la musique, dans la pénombre, pour se détendre. Bon, pour remplacer le bain chaud par la douche froide, ce n'est pas gagné... Mais il est quand même passé à l'eau tiède, on avance !

### En résumé

- Il ne faut surtout pas prendre de douche ou de bain chaud avant de se coucher : ils agissent comme des excitants.
- Pour bien s'endormir, privilégiez au contraire tout ce qui permet d'abaisser la température du corps. Aussi, optez pour l'eau froide, évitez de faire du sport tard et dînez légèrement.
- Enfin, il est important de respecter son horloge biologique en créant un contexte favorable à la sécrétion de mélatonine, l'hormone du sommeil, par notre organisme.

## IDÉE REÇUE N° 13

# Grâce à l'aspartame, on ne grossit pas

Je ne compte plus le nombre de personnes qui me racontent à quel point garder la ligne est un combat de chaque jour, qu'elles perdent plus souvent qu'elles ne gagnent. « Pourtant ce n'est pas faute de faire attention », ajoutent-elles. Et quand je leur demande ce qu'elles entendent par « faire attention », j'entends souvent : « Je fais un peu d'exercice et je me suis sérieusement mis au light. » Sur les étiquettes, elles traquent le gras, le sucre, et se jettent sur les produits promettant « zéro calorie ». Là, forcément, je tique...

Il faut savoir que les produits dits « light » ou « allégés » sont quand même caloriques, bien qu'ils le soient généralement entre 10 et 25 % moins que les produits classiques. Comme je l'explique dans l'idée reçue n° 2, p. 33, une calorie n'en vaut certainement pas une autre. Il y en a des creuses, parfaitement inutiles, et des pleines, riches en nutriments essentiels, fibres ou vitamines, très importantes pour qui veut rester

en forme. Souvenez-vous également que la recherche du
« zéro » gras est une erreur : notre corps a besoin au quotidien
de lipides pour fonctionner correctement[1]. *Quid* du sucre ?
Là, c'est autre chose. Il est l'un de nos carburants indispensables, en particulier pour le cerveau, qui fonctionne à 80 %
avec du glucose. Celui-ci nous est fourni par toutes sortes
d'aliments, mais il faut distinguer deux catégories de sucres :
les lents et les rapides. Cette distinction souligne la vitesse à
laquelle ils pénètrent dans le sang. En haut de l'échelle, on
trouve le glucose avec un indice glycémique (IG) de 100.
Juste au-dessus, à 115, se trouve le sirop de maïs (présent dans
pratiquement tous les produits transformés, que ce soient les
chips, les sirops et sodas, les plats préparés, les sauces prêtes
à l'emploi, etc.). Légèrement en dessous, avec un IG de 95[2],
il y a la baguette blanche. Ce sont tous des sucres rapides par
excellence. Parmi les sucres lents, citons le riz complet (IG
31), les poireaux (IG 15) ou les crustacés (IG 5, type crabes,
langoustes, etc.).

### Les dangers de l'hyperinsulinisme

Sans que nous en ayons forcément conscience, tout ce que
l'on avale, ou presque, apporte du carburant à notre corps.

---

1. Voir idée reçue n° 9, p. 93.
2. Attention, ces indices glycémiques ne sont que des indicateurs. Il est rare que l'on mange un de ces aliments tout seul. Le simple fait de mettre du beurre sur un morceau de baguette ou de la mayonnaise sur une bouchée de homard change évidemment son indice glycémique !

Les sucres contenus dans les fruits, légumes, légumineuses, féculents, etc., lui suffisent largement et il n'a pas besoin de saccharose (sucre raffiné) pour fonctionner. En tout cas dans le cadre idéal d'une alimentation variée et bien équilibrée. Le hic est que ce cadre a complètement explosé ces dernières années. Nous n'avons jamais autant mangé de sucres raffinés qu'aujourd'hui ! Un Français en consomme environ 35 kg par an, soit deux fois plus qu'en 1995, et six fois plus qu'en 1830... C'est beaucoup. C'est même beaucoup trop !

« Une trop grande quantité de sucre affaiblit l'immunité, majore les risques de maladies cardio-vasculaires et de cancers. »

Dès le début du XXe siècle, la Faculté de médecine a corrélé la courbe ascendante des cas de diabète à la surconsommation de sucre. On sait désormais que c'est un grand promoteur de l'obésité, et qu'une trop grande quantité de sucre affaiblit l'immunité, majore les risques de maladies cardio-vasculaires et de cancers. Savez-vous d'ailleurs que le plus sûr moyen de détecter les tumeurs est de localiser l'afflux de glucose, car celles-ci s'en nourrissent abondamment ? Les scientifiques ont d'ailleurs conçu une technique d'imagerie médicale spécialement pour cela : le PET Scan.

Enfin, des études récentes ont montré que le sucre avait un énorme pouvoir addictif. L'une d'elles a été conduite à Bordeaux il y a peu, par l'équipe de Serge Ahmed, chercheur au CNRS, sur cent vingt rats. Après avoir rendu ces petites bêtes accros à la cocaïne, les chercheurs leur ont donné le choix entre leur dose de drogue et une dose d'eau sucrée... Quatre-vingt-dix ont immédiatement abandonné la coke pour le sucre. Incroyable, mais vrai[1] !

Le sucre appelle le sucre. C'est connu et prouvé. Il faut dire que ce dernier entraîne une forte stimulation de la dopamine, l'hormone du plaisir, ce qui nous donne par conséquent l'envie d'en manger. Mais ce qui nous assujettit durablement et entraîne une vraie dépendance, c'est l'hyperinsulinisme. Ce phénomène se produit quand on ingère de façon régulière des aliments à index glycémique élevé (gâteaux, plats préparés, sodas). Les capteurs situés sur la langue et l'œsophage le repèrent instantanément et envoient un message au cerveau pour l'informer d'un gros afflux de glucose. À savoir, le niveau normal du sucre sanguin se situe entre 0,8 et 1 g de sucre par litre de sang. Dès que cette barre est dépassée, le cerveau ordonne au pancréas de sécréter une grande quantité d'insuline pour faire chuter brutalement le taux de sucre. C'est ce qu'on appelle une hypoglycémie réactionnelle. Cela provoque, après coup, une furieuse pulsion sucrée, car le

---

1. À ce sujet, je vous conseille, si vous en avez l'occasion, de visionner l'émission *Cash investigation* diffusée le 15 juin 2012 sur France 2 : « Sucre : comment l'industrie vous rend accros ».

cerveau – grand consommateur de glucose, comme vous le savez – craint alors de se retrouver en manque de carburant et le fait savoir… en exigeant à nouveau du sucre ! Un parfait cercle vicieux…

Voilà comment l'on devient accro et susceptible, *in fine*, de développer un diabète insulino-résistant. C'est aussi le meilleur moyen de grossir… Car l'insuline, comme nous l'avons vu dans l'idée reçue n° 5, p. 57, est aussi l'hormone du stockage des graisses. Sur-stimuler sa production conduit doucement, mais sûrement, à l'obésité. Ce n'est pas une petite friandise ou une boisson sucrée par-ci, par-là, qui va vous rendre gros. Ce sont l'accumulation et la régularité qui sont dangereux pour votre santé.

### Quarante ans de polémiques

Pour vous permettre de continuer à manger vos gourmandises préférées quand vous voulez, l'industrie agrochimique a eu une idée. Elle a créé pour vous un substitut à ce diable de sucre : l'aspartame. En l'espace de vingt ans, cet édulcorant est devenu la star des

« Depuis le début de sa commercialisation, l'aspartame n'a cessé de susciter la controverse et de nombreuses inquiétudes. »

rayons alimentaires ! On le trouve aujourd'hui dans plus de six mille produits de grande consommation, et près de cinq cents produits pharmaceutiques. Son succès est dû à son coût réduit de fabrication[1] et à son pouvoir sucrant deux cents fois supérieur au sucre classique. De petites quantités suffisent donc pour obtenir le même plaisir gustatif qu'avec le saccharose ! Ainsi, l'aspartame nous fait croire que l'on peut succomber à la tentation de manger sucré sans culpabiliser, et même mieux : que l'on peut craquer plus souvent qu'avant sans risquer de perdre la ligne ! Une trouvaille de génie. Un véritable miracle, vu sous cet angle. Le problème est que l'aspartame n'est ni si formidable ni si anodin que l'on veut nous le faire croire…

> « À chaque étude soulignant la dangerosité de cet édulcorant, des contre-études sont lancées dont les conclusions jettent le trouble sur la validité des premières. »

---

[1]. Il revient deux fois moins cher à fabriquer que le sucre raffiné. Malgré tout, vous le constatez vous-même à la caisse du supermarché, les produits à base d'aspartame sont plus chers que ceux à base de sucre classique. C'est donc une excellente affaire pour les fabricants. En 2011, cet édulcorant leur a ainsi rapporté plus d'un milliard de dollars de recettes…

Depuis le début de sa commercialisation (en 1981 aux États-Unis et en 1988 en France), l'aspartame n'a cessé de susciter la controverse et de nombreuses inquiétudes. Il est soupçonné d'être à l'origine de troubles du comportement, d'épilepsies, de certaines tumeurs (cerveau, foie, reins), voire de préparer le terrain aux maladies neurodégénératives que sont Alzheimer et Parkinson. Découvert en 1965 aux États-Unis, il a fait l'objet, en 1974, de deux études américaines révélant une « cancérogénicité positive ». C'est ce qui a conduit les autorités sanitaires américaines à interdire, dans un premier temps, sa mise sur le marché. Au tournant des années 1980, changement de situation : le produit est déclaré sans danger pour la consommation humaine et reçoit l'autorisation de mise sur le marché par la Food and Drug Administration (FDA). Dans ce retournement flotte un soupçon de clientélisme, voire de conflit d'intérêt, entre l'administration du président Ronald Reagan et le principal fabricant d'aspartame du pays, Searle[1]. Depuis, peu ou prou, la même histoire n'a cessé de se répéter. À chaque étude indépendante soulignant la dangerosité de cet édulcorant, des contre-études sont lancées dont les conclusions jettent systématiquement le trouble sur la validité des premières. C'est sur la base de ces contre-études que les autorités sanitaires, aux États-Unis comme en Europe, réaffirment l'innocuité du produit sur la santé humaine. Or qui finance les contre-études ? Quand on cherche, on trouve… le lobby agrochimique. C'est donc le

---

1. Voir p. 140.

« Comment considérer que l'aspartame est sans danger alors que, si l'on regarde chaque ingrédient qui le compose, il y a de quoi être méfiant ? »

scénario du dernier épisode de ce que j'appelle « la bataille de l'aspartame ». Laissez-moi vous le résumer rapidement, vous verrez c'est édifiant.

En 2010, les résultats de deux études indépendantes sont, coup sur coup, publiées dans des revues scientifiques majeures. L'une, danoise, parue dans l'*American Journal of Clinical Nutrition*, fait état d'un accroissement du risque d'accouchement prématuré chez les femmes enceintes consommatrices régulières de boissons à l'aspartame. L'autre, publiée dans l'*American Journal of Industrial Medecine*, est conduite par l'équipe du professeur Morando Soffritti à l'Institut Ramazzini, tourné vers la recherche en cancérologie environnementale. Elle confirme les résultats de deux études menées préalablement par ce très sérieux institut, qui avaient montré que l'absorption régulière d'aspartame augmentait considérablement le risque de cancer chez les rats. Ces deux rapports soulignent par ailleurs que la dose journalière actuellement autorisée en Europe (DJA), fixée à 40 mg par kg et par jour, est excessive. Saisie, l'EFSA (l'autorité européenne de sécurité des aliments) a procédé à une contre-enquête, d'où il est ressorti que, primo, ces deux études n'ayant, selon elle, pas été menées de façon assez rigoureuse, leurs résultats ne sont, en conséquence, pas valides ; deuzio, la DJA n'a pas lieu d'être modifiée. Le point intéressant, c'est que le comité chargé de cette contre-enquête à l'EFSA était dirigé à l'époque par une scientifique dont la carrière est liée au lobby agrochimique de l'aspartame... Interrogée sur cette bizarrerie, la porte-parole de l'autorité sanitaire européenne a affirmé que cette personne n'avait pas pris part aux conclusions du rapport...

Bilan de cette énième polémique : pour l'EFSA, suivie dans ses conclusions par son homologue française l'ANSES (l'Agence nationale de sécurité sanitaire de l'alimentation), l'aspartame demeure un ingrédient sûr et sans danger[1]. Très bien... Quelle conclusion le citoyen que je suis tire-t-il de toute cette histoire ? Je me dis simplement que voilà quarante ans que le doute plane sur ce produit. Or ce doute n'a jamais cessé de profiter aux industriels plutôt qu'aux consommateurs... J'avoue que ce genre de politique ne me rassure guère. Autre motif d'inquiétude : comment considérer que l'aspartame est sans danger alors que, si l'on regarde séparément chaque ingrédient qui le compose, il y a franchement de quoi être méfiant ?

---

1. Pour vous faire votre propre opinion sur la façon dont les composants chimiques suspects entrant dans nos produits alimentaires, notamment l'aspartame, sont effectivement testés, évalués et réglementés, je vous conseille de vous reporter au documentaire *Notre poison quotidien*, réalisé par Marie-Monique Robin, diffusé en mars 2011 sur Arte, et dont de larges extraits sont toujours disponibles sur le site d'arte.tv/fr.

## L'aspartame, un vrai « faux ami »

Qu'est-ce que l'aspartame ? Il figure le plus souvent sur les emballages alimentaires sous son nom de code « E951 ». Il se compose de méthanol mélangé à deux acides aminés, l'acide aspartique et la phénylalanine.

La phénylalanine est bien connue par notre organisme. On en trouve naturellement la trace dans notre cerveau, où elle participe à de nombreuses interactions chimiques parfaitement normales. En revanche, il est scientifiquement prouvé qu'un taux excessif de cet acide aminé (fourni par notre alimentation) inhibe la sécrétion de sérotonine et conduit à la dépression. Chez les rats, des chercheurs ont observé qu'il participe à la formation de certaines tumeurs au cerveau. Enfin, trop de phénylalanine induirait un risque de schizophrénie chez l'homme. En quantité normale, l'acide aspartique, lui, agit sur les neurotransmetteurs de certaines zones de notre cerveau, facilitant les échanges d'information entre eux. Mais en excès, il participe à la mort anticipée des neurones et est suspecté de jouer un rôle non négligeable dans le développement de maladies telles que l'épilepsie, la sclérose en plaques, Alzheimer ou Parkinson.

Quant au méthanol, disons-le tout de suite, c'est un poison. Métabolisé par l'organisme, il se transforme en formaldéhyde, une neurotoxine notoire, cancérigène selon l'Organisation mondiale de la santé. Aujourd'hui, la dose maximale autorisée par jour pour l'homme est de 7,8 mg. Pour vous donner un élément de comparaison, sachez que si vous buvez un litre d'une boisson à l'aspartame, vous ingurgitez 56 mg de méthanol… Consommé en excès, il provoque des maux de tête, des engourdissements, des troubles de comportement, de la vision ou encore des problèmes gastro-intestinaux. Rien que pour cela, j'ai exclu de ma méthode Fitnext, et tout simplement de ma vie, tout produit indiquant la présence de cet E951. Comme tout autre édulcorant chimique d'ailleurs, puisque notre corps n'en a absolument pas besoin. « Ce type de substituts au sucre n'a aucune valeur nutritionnelle ou énergétique », rappelle souvent Laurent Chevallier. Médecin membre du RES (le réseau environnement santé), ce grand spécialiste de la nutrition attaché au CHU de Montpellier plaide depuis des années pour une réévaluation des risques des édulcorants. Il pratique d'ailleurs rigoureusement le principe de précaution. Considérant que « ses interactions avec les médicaments sont mal étudiées », il a supprimé l'aspartame des menus de ses patients. « De plus, cet édulcorant n'a pas fait la preuve de son efficacité en termes de contrôle du poids[1]… »

Moi-même, j'ai pu le constater dans ma pratique de coach. Cela fait des années que j'accompagne régulièrement des personnes qui ne comprennent pas pourquoi elles n'arrivent

---

[1]. C'est également ce que notait une méta-analyse publiée en 1991 par le professeur Barbara Rolls, une experte travaillant à l'époque pour un groupe industriel qui produisait des édulcorants : « La prise régulière d'un édulcorant n'a pas d'effet significativement négatif sur la perte de poids. » Façon habile de ne pas dire qu'il ne sert à rien !

pas à perdre de poids alors qu'elles privilégient les produits à base d'aspartame. Souvent, elles ne sont pas conscientes que ce choix les incite à manger et boire plus. En effet, pourquoi se restreindre sur leur soda préféré puisqu'il est sans sucre ? Or, comme je l'expliquais, un message est envoyé au cerveau lorsque l'on consomme du sucre. Sauf que, dans le cas du faux sucre qu'est l'aspartame, il n'y aura pas d'apport en glucose. Le problème, c'est que notre cerveau, lui, fait comme d'habitude : il demande au pancréas de sécréter de l'insuline afin de réguler la glycémie (le taux de sucre sanguin) qui, en vérité, ne bouge absolument pas. Cette absence de sucre dans le corps va immédiatement être analysée comme une carence par notre cerveau, déboussolé. Ce dernier va donc réagir en exigeant un apport urgent de sucre, provoquant une hypoglycémie réactionnelle et une vive envie de manger sucré. On va donc reprendre de cette boisson à zéro sucre, et engendrer une nouvelle sécrétion d'insuline qui va, comme la fois précédente, agir à vide… Ce phénomène finit par faire grossir : rappelez-vous en effet que l'insuline est l'hormone favorisant le stockage des graisses ! Voilà comment, en croyant soigner sa ligne au quotidien et en consommant « light », on finit par… grossir.

« Dans le cas du faux sucre qu'est l'aspartame, il n'y aura pas d'apport en glucose. »

## En résumé

- Bien qu'autorisé par les autorités sanitaires, l'aspartame, lorsqu'il est consommé régulièrement et en quantité, est soupçonné d'être à l'origine de multiples pathologies. Le doute sur les risques auxquels il expose profitant pour l'heure aux industriels qui le fabriquent, c'est aux consommateurs de prendre leurs responsabilités. En ce qui me concerne, je l'ai rayé de mon alimentation et de ma méthode.
- Cet édulcorant E951 doit son succès à l'idée qu'il permet de s'adonner à ses plaisirs gustatifs favoris sans prendre un gramme. Mensonge ! Il vaut mieux continuer à consommer du sucre classique, à condition d'être raisonnable.
- Il ne faut pas oublier que la consommation excessive de sucre dans nos sociétés occidentales est en lien direct avec la courbe ascendante des grandes pathologies modernes que sont le diabète, l'obésité et le cancer.
- Pour autant, l'idée n'est pas de se priver et d'arrêter de se faire plaisir. Ce n'est pas un soda et un paquet de chips (oui, il y a du sucre dedans !) qui rendent obèse, c'est l'accumulation dans le temps des sodas et des paquets de chips qui pose problème !

## Pour aller plus loin

### Petite histoire de l'aspartame...

Découvert fortuitement en 1965, par un chercheur de la société américaine Searle qui travaillait sur un traitement antiulcéreux, l'aspartame reçoit une première fois l'autorisation de mise sur le marché aux États-Unis en 1974. Pourtant, dans la foulée, deux éminents scientifiques publient une étude alarmante : ils constatent que des rats exposés à ce produit développent des crises d'épilepsie ou des tumeurs cancéreuses. La FDA (la Food and Drug Administration, équivalent de notre ministère de la Santé) décide immédiatement d'en suspendre la commercialisation. À partir de là, plus personne n'entend parler d'aspartame.

Dans son livre *The Secret History of the War on Cancer* paru en 2007, l'épidémiologiste américaine Devra Davis raconte comment cet édulcorant sort finalement des oubliettes de l'Histoire. Tout redémarre avec l'arrivée de Ronald Reagan à la Maison-Blanche. Ses liens avec le P-DG de Searle, un certain Donald Rumsfeld (le futur secrétaire d'État à la défense du président George W. Bush, de 2001 à 2006, a pris la tête de ce groupe chimico-industriel en 1977), n'ont rien de secret. Une des premières décisions du nouveau Président républicain va d'ailleurs satisfaire pleinement son ami puisqu'il démet de ses fonctions le patron de la FDA, qui bloquait la réintroduction sur le marché de l'aspartame depuis six ans. À la place, Reagan nomme un chercheur, le docteur Arthur

H. Hayes, qui s'empresse de constituer une commission chargée de réévaluer les risques sanitaires de l'aspartame. Celle-ci émet un avis défavorable que Hayes ignore. En 1981, il lève l'interdiction de commercialisation. L'aspartame est désormais autorisé dans les boissons gazeuses. Quelques mois seulement après avoir pris cette décision, le docteur Hayes quitte la FDA. Licenciement ? Retraite ? Pas du tout. Il est bombardé responsable des relations publiques de... Searle. Sans commentaire.

# IDÉE REÇUE N° 14

# Quand on vieillit, on grossit

C'est vrai, il y a un rapport de cause à effet entre le vieillissement du corps et la prise de masse graisseuse. Ce n'est donc pas, en soi, une idée reçue. En revanche, penser que ce phénomène est inévitable en constitue bien une.

Non, on n'est pas obligé de subir cette conséquence de l'avancée de l'âge. Oui, il y a des choses à faire pour garder la forme – et ses formes – tout au long de la vie. La bonne nouvelle, c'est qu'il n'est jamais trop tard pour se bouger et y travailler[1] ! Au risque de me répéter : il n'y a pas de fatalité !

### La faute aux hormones

J'ai souvent des coachés (hommes ou femmes) qui ont connu une jeunesse sportive. Puis, adultes, la vie de famille et

---

1. Attention, si vous n'avez jamais fait de sport de toute votre vie, n'espérez pas de miracle passé les 60-65 ans. Il vous sera très difficile de gagner en masse musculaire. En revanche, vous pourrez toujours augmenter votre métabolisme de base qui vous permettra de perdre du gras.

> « La testostérone et l'hormone de croissance jouent un rôle crucial à la fois dans la prise de muscle et la combustion des graisses. »

les obligations professionnelles leur ont peu à peu fait oublier qu'ils avaient un corps. Jusqu'à ce qu'ils se réveillent un beau matin dans la peau d'un quasi-étranger. Beaucoup me racontent que, en se regardant un jour dans la glace, ils se sont dit : « C'est à moi, ces bras et ces cuisses flasques ? Cette taille épaissie ? Ce profil empâté ? C'est bien moi, cette pauvre chose essoufflée sur le palier du premier étage, ou complètement rouillée au saut du lit ? Mais je n'ai que 44 ans[1] ! » Alors, histoire de « se retrouver », comme ils disent, et de se reprendre en main, ils viennent me voir. Bien sûr, ils constatent que perdre du poids ou se muscler à leur âge leur demande bien plus d'efforts et de travail que lorsqu'ils avaient 20 ans. *Dura lex, sed lex*[2]…

La faute à quoi ? À nos hormones. Et très précisément à deux d'entre elles : la testostérone et l'hormone de croissance, qui jouent un rôle crucial à la fois dans la prise de muscle (l'anabolisme) et la combustion des graisses. C'est entre 20

---

1. J'ai pu remarquer que l'approche de la cinquantaine agit souvent comme un signal d'alarme.
2. La loi est dure, mais c'est la loi.

et 25 ans que nous en sécrétons un maximum. Après 25 ans, l'âge d'or s'achève, la production de ces deux hormones ralentit inéluctablement. À partir de 30 ans, ce lent processus produisant ses premiers effets, le corps commence à perdre, en moyenne, 0,5 % de sa masse musculaire par an (tout dépend de la génétique de chacun et de son passé sportif). Entre 40 et 50 ans, le phénomène s'accélère pour atteindre 1 % par an. Cette perte de muscles, appelée sarcopénie, s'accompagne aussi d'un net ralentissement du métabolisme de base, c'est-à-dire de notre capacité à consommer des calories au repos. Voilà pourquoi, en prenant de l'âge, nous avons de plus en plus tendance à prendre des kilos facilement, ou à en perdre difficilement.

« Cette perte de muscles, appelée sarcopénie, s'accompagne d'un net ralentissement du métabolisme de base. »

### Une réponse… musclée

Pour lutter contre la sarcopénie, et l'empâtement qu'elle induit, il y a une solution : la culture physique et, plus précisément, la musculation. Eh oui, encore elle ! C'est sans doute l'activité qui agit le plus efficacement sur la production de la testostérone et de l'hormone de croissance, et ce même à un âge avancé. Il ne s'agit pas de faire de vous un Schwarzenegger en puissance[1] mais de vous aider à stimuler votre production hormonale, en particulier celle de l'hormone de croissance. Pourquoi elle ? Parce que, comme je l'ai dit, elle va permettre de maintenir un métabolisme de base satisfaisant et donc de réduire les risques de prise de poids.

> « La pratique de la culture physique et des exercices musculaires offre la possibilité de conserver une silhouette et un schéma postural harmonieux. »

De surcroît, elle entraîne bien d'autres effets précieux pour l'organisme. Grâce à ses vertus anabolisantes, elle contribue à la croissance et à la réparation des tissus, et stimule la régénération des muscles, des nerfs, des tendons et des os. Bref, nous disposons en nous d'un pur remède contre les dégâts du temps qui nécessite seulement des séances régulières de muscu de quarante à quarante-cinq minutes… Cela vaut la peine d'essayer, non ?

---

1. Si c'est pour vous une angoisse, consultez l'idée reçue n° 16, p. 163 !

Encore sceptique ? Laissez-moi vous expliquer comment tout cela fonctionne, en commençant par déboulonner une autre idée reçue. Vous pensez qu'il n'y a qu'en buvant du lait que vous allez préserver votre capital osseux ? C'est faux[1]. En activant vos muscles, vous renforcez très efficacement votre densité osseuse. Les muscles s'insèrent sur les os grâce aux tendons. Ainsi, à chaque fois que vous contractez vos muscles, vos tendons exercent des tensions et des tractions sur vos os. Pour supporter cette pression, les os vont s'adapter et se renforcer. Logique !

L'âge avançant, si l'on continue à entretenir ses muscles, on réduit le risque de tomber. Les chutes des personnes âgées sont, en effet, souvent dues à une faiblesse musculaire des membres inférieurs. Et même si une chute survient, avec des os solides, on met toutes les chances de son côté pour éviter une fracture, notamment celle du col du fémur.

Ce n'est pas tout. La pratique de la culture physique et des exercices musculaires offre la possibilité de conserver une silhouette et un schéma postural harmonieux. Pour cela, encore faut-il travailler en respectant l'équilibre du corps. Je vois trop de personnes, dans les salles de sport, faire n'importe quoi en se concentrant exclusivement sur certains groupes musculaires, parce qu'elles veulent avoir des pectoraux d'acier, des fessiers rebondis ou qu'elles rêvent d'éradiquer « l'effet chauve-souris » sous les bras. Quelle hérésie ! Il faut être conscient que JAMAIS

---

1. Voir idée reçue n° 15, p. 151.

un muscle n'intervient de façon isolée. Il travaille toujours en association avec d'autres, qui interagissent eux-mêmes avec d'autres, etc. Il est donc indispensable de les coordonner en mobilisant, à chaque séance, l'ensemble de la chaîne musculaire. Développer son corps en respectant son architecture, ses mécanismes et sa capacité de coordination vous procurera de merveilleuses sensations… sans pour autant faire de vous une armoire à glace, je vous le garantis !

### Pour un effet maximal…

Faire bosser ses muscles, c'est bien, mais c'est encore mieux si, en parallèle, on s'occupe aussi de son système cardiovasculaire. Alors, entre deux séances de culture physique, on n'oublie pas de marcher, courir, faire du vélo ou nager[1]. À chacun son plaisir ! Le travail cardio sollicite toutes les fonctions chargées du transport de l'oxygène vers les muscles, ainsi que les fonctions circulatoires. Il stimule aussi la filière énergétique et l'activité des émonctoires (intestins, reins, poumons, peau, foie) facilitant, entre autres, l'élimination des déchets produits par le travail musculaire. On peut donc s'offrir sans trop de peine une grande séance de nettoyage interne, tout en favorisant la perte de poids et en améliorant sa préparation ostéo-tendineuse et ligamentaire. Qui dit mieux ?

---

1. L'idéal est de coller un petit footing d'une demi-heure à l'issue de chaque séance de travail musculaire.

## En résumé

- Il y a effectivement un rapport de cause à effet entre le vieillissement du corps et la prise de masse graisseuse. C'est notamment dû au lent et inexorable déclin de la production de testostérone et d'hormone de croissance.
- Bonne nouvelle : ce n'est pas une FATALITÉ ! La solution ? Faire des séances régulières de musculation, à raison de quarante-cinq minutes, une à deux fois par semaine.
- Pour être sûr de faire les bons mouvements et de bien travailler l'ensemble de la chaîne musculaire à chaque séance de muscu, faites-vous coacher au moins les premiers temps[1].
- Il y a un double avantage à s'y mettre : on se donne les moyens de garder une silhouette harmonieuse et, en plus, on lutte efficacement contre les dégâts du temps.

---

1. Pour un programme sur mesure, rendez-vous sur fitnext.com !

## IDÉE REÇUE N° 15

# Les produits laitiers sont nos amis pour la vie

« *Quand j'ai rencontré Birgit, elle ne se souciait que de ses 30 kg en trop. En la coachant, je me suis rendu compte qu'elle avait d'autres motifs d'inquiétude. À 43 ans seulement, cette femme dynamique souffrait de douleurs articulaires chroniques, de maux de tête, de rhinites et d'accès d'eczéma récurrents. Des manifestations typiques d'une intolérance au lait, en particulier de vache. Quand je lui ai conseillé de s'en passer, elle s'est offusquée. Cela allait à l'encontre de tout ce qu'on lui avait inculqué, notamment qu'il fallait manger au moins trois produits laitiers par jour pour avoir des os solides et prévenir l'ostéoporose. "Et le calcium, où est-ce que je vais le trouver ?" m'a-t-elle lancé avec son inimitable accent allemand. Ce à quoi j'ai répliqué avec ma question à un million d'euros : "Et la vache comment fait-elle ? Elle boit son lait, tu crois ?"* »

C'est vrai, ça : qui a déjà entendu parler de carence en calcium ou d'os fragiles chez la vache, qui ne consomme, adulte, aucun produit laitier ? C'est pourtant dans son alimentation naturelle, l'herbe et le fourrage, qu'elle trouve la matière pour enrichir son lait en calcium. J'ai l'air d'un imbécile qui enfonce une porte ouverte en disant de telles banalités ? Tant mieux ! On nous rabat tellement les oreilles avec l'idée qu'il n'y a que les produits laitiers pour fournir la dose de calcium dont notre corps a besoin, qu'on ne réfléchit pas plus loin.

« Il existe beaucoup d'autres sources de calcium, d'aussi bonne qualité, voire bien meilleure, que le lait et ses dérivés. »

Il existe beaucoup d'autres sources de calcium, d'aussi bonne qualité, voire bien meilleure, que le lait et ses dérivés. Par exemple certains légumes, notamment les crucifères (type brocolis), les épinards, la mâche ou les fruits qui, selon les variétés, fournissent de 40 à 200 mg de calcium pour 100 g consommés. Il y a aussi les condiments (comme les oignons, les échalotes), les eaux minérales à forte teneur en calcium, évidemment, ou encore certains poissons (comme les sardines, surtout si on les déguste avec les arêtes), et j'en passe… On peut donc très bien trouver dans notre alimentation courante tout le calcium nécessaire, sans avoir besoin de boire une goutte de lait !

### L'impact sur l'ostéoporose

Être parvenu à nous faire oublier qu'il existe toutes sortes d'aliments riches de ce nutriment essentiel est sans doute le plus grand tour de force effectué par le lobby laitier. Aujourd'hui, les quidams que nous sommes, mais aussi les pouvoirs publics et même le corps médical, sont convaincus que les produits laitiers sont « nos amis pour la vie », pour reprendre un slogan bien connu. Il faut dire que les grands acteurs du secteur ont passé ces quarante dernières années à financer quantité d'études destinées à prouver les vertus sanitaires de leurs nombreux produits.

Au début des années 2000, une grande marque française a franchi un pas supplémentaire en affirmant que certains de ses yaourts et boissons lactées agissaient sur la prévention des rhumes, des problèmes digestifs ou encore renforçaient les défenses immunitaires. Gros

« De 1970 à nos jours, le nombre de Français souffrant de cette maladie dégénérative des os n'a cessé de croître. »

succès marketing et commercial... Jusqu'à ce qu'elle soit poursuivie en justice aux États-Unis pour allégations mensongères. Afin de ne pas aller jusqu'au procès, ce fleuron de l'industrie agroalimentaire tricolore a préféré régler l'affaire à l'amiable en versant plusieurs millions de dollars à la partie adverse. Ce fallacieux argument de vente a dû être retiré des messages publicitaires et des emballages mais, dans l'inconscient collectif, la mésinformation résiste : beaucoup de personnes à travers le monde continuent de penser que ce type de produits représente un atout pour la santé. Sans compter tous ceux qui restent persuadés qu'il n'y a rien de mieux que le lait pour préserver son capital osseux, chose qu'aucune étude indépendante n'a jamais confirmé...

En revanche, ce que l'on sait, c'est que l'ostéoporose est cinq fois plus fréquente en Europe et en Amérique du Nord qu'en Afrique ou en Asie. Sur ces deux derniers continents la consommation de calcium laitier est minime, voire nulle. Alors qu'en Occident, elle a explosé au cours de ces quarante dernières années. Ainsi, aujourd'hui, en France, l'apport en calcium conseillé est de 900 mg/jour, contre 450 mg/jour au début des années 1970. Quelle est l'incidence d'une telle recommandation sur la prévention de l'ostéoporose ? Loin d'être neutre, on peut dire qu'elle est parfaitement contre-productive ! On constate en effet que, de 1970 à nos jours, le nombre de Français souffrant de cette maladie dégénérative des os n'a cessé de croître. Pire, on a créé, comme le souligne le cancérologue Henri

Joyeux dans sa préface au livre *Lait, mensonges et propagande*[1], les conditions d'un véritable « lactoolisme » de la population.

Où va-t-on chercher ces 900 mg/jour de calcium ? Pour les deux tiers, on les puise dans les produits laitiers. Or, en consommer trois à quatre fois par jour, c'est déjà trop car le calcium laitier, surtout de vache, est un puissant acidifiant (ce qui n'est jamais précisé) qui contrarie l'équilibre acido-basique de notre organisme. On pense soigner ses os en prenant sa dose journalière, alors qu'on est juste en train de travailler à fragiliser son squelette ! Un comble ? Non, une réalité physiologique.

Vous savez sans doute que nos os se régénèrent en permanence. Ce processus dit de « remodelage osseux » s'accomplit grâce à l'action conjointe de deux familles de cellules : les ostéoclastes, chargés de la destruction du vieux tissu osseux, et des ostéoblastes, qui fabriquent des os neufs. Quand l'on consomme trop de produits laitiers, on contribue à acidifier son corps. Celui-ci déclenche alors un contre-feu en puisant dans ses réserves alcalines, et notamment en prélevant du bicarbonate de calcium contenu dans… les os. Pour compenser cette ponction, il faut recréer du tissu osseux, ce qui représente du travail en plus pour nos ostéoclastes, et surtout nos ostéoblastes. En conséquence de notre goût immodéré

---

1. Thierry Souccar, *Lait, mensonges et propagande*, Vergèze, Thierry-Souccar Éditions, 2007.

pour les laitages, le mécanisme de remodelage osseux est en constante suractivité.

Ce faisant, dans un premier temps, on va bien constater un renforcement de la densité osseuse mais, sur le long terme, on aboutira à l'effet inverse. Pourquoi ? Parce que nous n'avons qu'un stock limité d'ostéoblastes. Plus on les sollicite, plus vite leur nombre s'épuise et moins ils sont en mesure d'assurer efficacement leur fonction restauratrice du squelette, alors même que les ostéoclastes (que l'on a en quantité intarissable) continuent leur travail destructeur. L'ostéoporose s'installe alors. L'effet est amplifié chez les femmes au moment de la ménopause, quand les hormones femelles, qui participent à la protection du capital osseux, chutent fortement.

### Ce que l'on nous cache

Je le répète, la plus grande réussite des grandes marques du secteur laitier est de nous avoir convaincus que leurs produits sont notre meilleure source de calcium, si ce n'est la seule. Or il est indiscutablement prouvé aujourd'hui que le taux d'assimilation du calcium laitier par l'organisme humain est d'environ 35 %, soit deux fois moins que le taux d'assimilation du calcium végétal. Vous n'en avez jamais entendu parler ? Ou vous avez entendu dire que ce n'était pas sérieux ? C'est le résultat d'un excellent travail de marketing et de communication. Le lobby laitier a adopté la technique de propagande éprouvée des décennies durant par les fabricants de cigarettes :

à la moindre alerte, il finance et diffuse à grande échelle des contre-études menées par des experts et des scientifiques à sa solde. Ces travaux remettent rarement en cause le fond des critiques dont il fait l'objet mais instillent le doute sur leur fiabilité, voire sur la réputation des personnes qui les formulent.

Le docteur T. Colin Campbell en sait quelque chose. Ce chercheur américain est l'auteur d'une des études les plus pointues jamais réalisées sur les effets d'une alimentation trop riche en protéines animales sur notre santé[1]. Ses travaux, menés sur une durée de trente ans, portent particulièrement sur la caséine, la protéine du lait. Il a mis en évidence que celle-ci était un grand promoteur du cancer. Cette conclusion lui a valu une belle campagne de dénigrement. On lui a reproché, entre autres, d'être le porte-parole des jusqu'au-boutistes du régime végétarien. Pourtant, son étude, parue en

> « La plus grande réussite des grandes marques du secteur laitier est de nous avoir convaincus que leurs produits sont notre meilleure source de calcium. »

---

[1]. T. Colin Campbell et Thomas M. Campbell, *Le Rapport Campbell*, Paris, Ariane Éditions, 2008.

2005, a été depuis recoupée par d'autres analyses conduites par des équipes scientifiques indépendantes, un peu partout dans le monde (des États-Unis au Japon en passant par l'Europe). Il en ressort qu'une consommation excessive, sur le long terme, de produits laitiers de vache a une incidence significative sur certains cancers (notamment du sein et du côlon) mais aussi sur le diabète et l'obésité.

Avouez que ce n'est pas ce message-là que l'on nous serine en permanence. En revanche, on nous affirme très fréquemment que le lait fait grandir les enfants, ce qui est l'absolue vérité. Cela tombe même sous le sens lorsque l'on sait que le lait de vache doit permettre à un veau d'atteindre 150 kg dans les six mois suivant sa naissance. (La question est de savoir si l'on souhaite exposer son enfant à une telle croissance...) Ce développement est rendu possible grâce à la présence d'une substance, que l'on trouve en abondance dans une brique de lait : l'IGF-1, une hormone de croissance bien connue des sportifs pour son pouvoir anabolisant. J'en ai moi-même consommé quand j'étais cycliste et, à l'usage, je peux effectivement confirmer que c'est un bon dopant ! Mais il existe une contrepartie : cette hormone expose à de nombreux effets secondaires peu enviables, comme les maladies auto-immunes et les cancers des testicules et de la prostate – vous avez d'ailleurs peut-être remarqué qu'ils touchent souvent les sportifs professionnels... Ce n'est pas tout : le lait de vache possède un index glycémique élevé. C'est en réalité un sucre rapide qui stimule fortement la sécrétion d'insuline et, par conséquent, les hypoglycémies réactionnelles. À long terme, le risque de développer un diabète augmente, avec toutes les complications que cela peut engendrer[1].

Mais la vérité la plus fondamentale à garder à l'esprit, c'est tout simplement que l'être humain adulte n'est pas fait pour boire du lait. Nous sommes d'ailleurs les seuls mammifères qui persistons à en consommer bien après la petite enfance…

## Une intolérance généralisée

Il faut savoir que 75 % de la population mondiale adulte est intolérante au lait, tout simplement parce que nous ne sommes pas « équipés » pour le digérer. Une fois passé l'âge de 3 ou 4 ans, notre organisme arrête de produire la lactase, l'enzyme servant à assimiler le lactose. Là encore, ce n'est que le résultat de notre évolution génétique. Nos ancêtres préhistoriques, une fois sevrés du sein maternel, ne buvaient plus du tout de lait. Tel était l'ordre des choses durant des centaines de milliers d'années, assez longtemps pour inscrire l'arrêt de la production de lactase dans notre patrimoine génétique. Puis l'homme a commencé, environ 10 000 ans avant J.-C., à domestiquer certains animaux pour en faire l'élevage. Les produits laitiers sont alors apparus dans le paysage alimentaire, mais certainement pas dans les mêmes proportions qu'aujourd'hui…

---

1. De ce point de vue, le lait de chèvre et le lait de brebis sont beaucoup moins nocifs, et ils se digèrent plus facilement.

« 75 % de la population mondiale adulte est intolérante au lait, tout simplement parce que nous ne sommes pas "équipés" pour le digérer. »

Cette difficulté naturelle à métaboliser le lait n'est pas neutre. Trop en consommer contribue à fragiliser nos intestins. Ces derniers auront alors plus de difficultés à exercer leur rôle de rempart contre les divers agents pathogènes qui circulent au quotidien dans notre organisme. Des conditions idéales pour que s'épanouissent diverses pathologies comme l'asthme, l'eczéma, mais aussi les tendinites, la polyarthrite, etc.

Ceci me ramène à Birgit. Élevée dans la religion du munster et du litre de lait quotidien, elle a eu bien du mal à accepter l'idée d'arrêter sa consommation de produits lactés pendant trois mois. Comme cela faisait partie de notre contrat, elle a joué le jeu. Au bout de cette période, en respectant l'hygiène sportive et nutritionnelle de la méthode Fitnext, elle avait réussi à perdre 15 kg. Mais une chose l'enchantait plus que tout : ses maux de tête et ses rhinites chroniques la laissaient enfin tranquille, et elle n'avait pas eu une seule crise d'eczéma en quatre-vingt-dix jours !

À présent, elle se porte très bien, merci ! Ses trente kilos superflus ont disparu depuis longtemps, elle a retrouvé son poids de forme. Elle qui ne pratiquait aucun sport avant de me rencontrer a pris goût à la course à pied. C'est aujourd'hui une excellente coureuse de demi-fond qui participe régulièrement à des 10 km et des semi-marathons, où elle se révèle une farouche compétitrice ! Rassurez-vous, elle n'est pas non plus devenue une intégriste anti-produits laitiers. Ce n'est pas le but de ma méthode ni de mon propos. Je l'ai déjà dit : je n'interdis rien, je fais juste appel au bon sens de chacun.

> « Nous faire croire qu'il est nécessaire de consommer au moins trois produits laitiers par jour participe à un ensemble de manipulations inadmissibles. »

Moi aussi, je peux me lever pour une fameuse crème dessert ! Je ne me refuse pas non plus, lorsque j'en ai envie, une crème glacée ou un goûteux morceau de fromage sur une tranche de pain croustillant. Je ne suis pas contre les bonnes choses de la vie, au contraire. Je suis juste allergique à l'intox. Ce qui me révolte, c'est le mensonge, la mystification, à des fins purement marketing et mercantiles. Nous faire croire qu'il est nécessaire de consommer au moins trois produits laitiers par jour participe à un ensemble de manipulations inadmissibles, insupportables et toxiques contre lesquelles il me semble important de se battre. C'est une question de santé publique qui nous concerne tous.

### En résumé

- Les produits laitiers ne sont pas nos « amis pour la vie » ! Dans nos sociétés occidentales, et particulièrement en France, nous surconsommons le lait et ses dérivés. Manger trois à quatre produits laitiers par jour tout au long de sa vie, c'est trop ! C'est s'exposer, *in fine*, à un risque majoré d'ostéoporose, de diabète, d'obésité, de cancers (notamment du sein et du côlon) et de maladies auto-immunes. C'est aussi favoriser le terrain à des pathologies articulaires, tendineuses ou ORL, comme l'asthme et les rhinites.
- S'ils sont effectivement une source de calcium, on a fini par oublier que les produits laitiers sont loin d'être la seule, et sûrement pas la meilleure.
- Enfin, gardons bien à l'esprit que l'adulte n'est pas physiologiquement équipé pour assimiler le lait, ce qui explique que 75 % de la population mondiale y soit, de fait, intolérante.

## IDÉE REÇUE N° 16

# La musculation, c'est pour les culturistes

« Ça ne loupe quasiment jamais : quand je préviens mes coachées qu'il va falloir qu'elles se mettent à faire régulièrement de la muscu, j'ai droit à ce regard noir ou totalement paniqué qui m'indique que mon interlocutrice me croit complètement fou. Comment puis-je lui proposer ça ? Lui infliger cette vision d'horreur dont elle aura du mal à se remettre ? À elle ? Grosso modo, au mot "musculation", elle s'est vue avec un cou de rugbyman vissé sur des épaules de déménageur, les pecs de Dwayne Johnson, alias "The Rock", à la place des seins et des cuissots d'haltérophile bulgare. Forcément, quand son idée du corps féminin idéal est fondée sur celui d'Elle Macpherson ou de Robin Wright, ça fait un choc. »

Cette peur de se retrouver dans la peau de Monsieur Muscle, je la comprends parfaitement. Je l'ai moi-même longtemps connue, jusqu'à mes 22 ans. Alors que j'étais déjà passé cycliste professionnel depuis deux ans, j'écartais de mes entraînements tout type de travaux incluant des objets apparentés à des poids ou des haltères. J'étais cycliste, pas culturiste, non mais ! Soulever de la fonte allait, selon moi, forcément m'alourdir, ce qui ne pouvait que me pénaliser sur le vélo. C'est une idée reçue qui passe de génération en génération de coureurs ! Mais, en 1995, je suis recruté par une fameuse équipe italienne et débarque en Toscane avec mon balluchon et mes *a priori*. À peine descendu de l'avion, je suis reçu par le préparateur physique et l'ostéopathe pour un bilan physiologique qui tourne vite à l'interrogatoire serré sur mes blessures antérieures. Suis-je sujet aux tendinites, à des problèmes articulaires, à des lombalgies ? Je réponds « oui » à quasiment toutes les questions. Pour finir, ils m'examinent attentivement, des pieds à la tête, et livrent leur diagnostic : déséquilibre postural ! Me voilà bon pour… un stage intensif de musculation ! Impossible d'y échapper et, dès le lendemain, je me retrouve dans une salle pour la première séance de ma vie. Au programme : exercices pluri-articulaires avec poids, exercices de gainage avec ou sans lest, etc. Au bout de quelque temps, miracle : non seulement je me suis rapidement rendu compte que je gagnais en puissance et en vitesse sur le vélo mais, en plus, que mes douleurs parasites avaient disparu. Terminées les tendinites et les cervicalgies ! Je venais de découvrir les vertus anti-inflammatoires de la musculation. Encore aujourd'hui, dès que j'arrête d'en pratiquer pendant quinze jours, de vieilles douleurs, souvenirs des chutes passées, se rappellent à moi… pour disparaître sitôt que je reprends mes séances. La muscu fait désormais partie de mon hygiène de vie, au même titre que le brossage des dents matin et soir !

### La musculation, le meilleur partenaire minceur

Avec tout ça, je suis loin, mais alors très loin, de ressembler à Schwarzenegger ! Je fais de la musculation, pas du culturisme, là est toute la nuance ! J'effectue des exercices adaptés (c'est très important !) qui me permettent de garder un corps tonique et harmonieux. Mais entretenir ses muscles pour qu'ils restent longs et déliés présente un autre avantage : aider à garder la ligne. Comme tous les sportifs de haut niveau, j'ai cette inclination (à peine obsessionnelle…) pour le culte du corps. Les bourrelets au-dessus des hanches et les abdos Kronenbourg ne peuvent et ne doivent pas passer par moi… (À chacun ses limites !) C'est une vraie préoccupation au tournant de la quarantaine car,

« **Je fais de la musculation, pas du culturisme, là est toute la nuance !** »

comme n'importe qui, la tendance à grossir me guette. Que croyez-vous ?

En enchaînant des séquences de squats, de soulevés de terre, de pompes, entre autres exercices, on ne sollicite pas que ses muscles, on agit en même temps (de façon profonde et durable) sur les tissus adipeux. Ce travail musculaire, effectué avec ce qu'il faut d'intensité (sinon il ne sert à rien), stimule en effet la production de certaines catégories d'hormones extrêmement utiles. Citons, en premier lieu, l'adrénaline et la noradrénaline. Ces alliées de notre ligne ont le pouvoir d'inciter les adipocytes (les petites poches où les lipides sont mis en réserve) à libérer leur gras. Une bonne séance de musculation déclenche également la sécrétion de testostérone et d'hormones de croissance. Redoutablement efficaces, elles présentent le double effet d'inhiber les processus de stockage des graisses tout en stimulant leur libération. Et ce n'est pas tout : ces deux hormones participent à la synthèse des protéines qui nourrissent et favorisent, précisément, la prise de muscle. La nature est décidément magique !

### Aucun risque pour la féminité

Mesdames, il faut que vous sachiez une chose très importante : chez vous, la production de testostérone et d'hormones de croissance est limitée[1]. Votre taux de testostérone, par exemple,

---

1. En plus, les femmes sécrètent massivement des œstrogènes, cette hormone qui commande la prise de gras au détriment du muscle. Voir idée reçue n° 5, p. 57.

est en moyenne dix fois inférieur à celui des hommes. Vous imaginez le nombre d'heures de muscu qu'il vous faudrait accomplir pour seulement espérer s'approcher du gabarit de Terminator ? Donc, n'ayez crainte, vous êtes naturellement « protégées » contre une prise de muscle excessive.

Néanmoins, vous avez quand même, vous aussi, une certaine capacité à sécréter ces hormones anabolisantes qui vont vous permettre de créer un peu de masse musculaire. À moyen terme, avec des exercices réguliers, adaptés à votre architecture corporelle, vous pouvez récupérer entre un et deux kilos de muscles. Certes, cela risque de faire légèrement monter l'aiguille de votre pèse-personne, mais il vaut mieux deux kilos de muscles que deux de graisse. Le résultat esthétique est loin d'être le même : votre silhouette s'en trouvera affinée, tonifiée, redessinée, au lieu d'être adipeuse et empâtée. De plus, faut-il vous rappeler que c'est dans les muscles que sont brûlés les sucres et les graisses ? On estime en effet que 1 kg de muscle consomme environ 80 kcal par jour, même quand on ne s'en sert pas ! Cela vous

« **Avec des exercices réguliers, adaptés à votre architecture corporelle, vous pouvez récupérer entre un et deux kilos de muscles.** »

semble trop peu ? Et si je vous disais que cela représente 30 000 kcal par an, soit l'équivalent de presque 4 kg de gras, ça devient plus intéressant, non ?

### En résumé

- Qui dit « musculation » ne dit pas « bodybuilding » ! Cela n'a rien à voir.
- Mesdames, aucun risque de ressembler à un haltérophile parce que vous adoptez les soulevés de terre. Vous êtes naturellement « protégées » contre une prise excessive de masse musculaire : vous ne sécrétez pas assez d'hormones de croissance et de testostérone !
- En stimulant leur production via des exercices de culture physique adaptés, vous allez vous faire un cadeau : celui de vous (re)dessiner un corps ferme, harmonieux, affiné, tout en préservant votre capital santé. Ça vaut le coup d'essayer, qu'en pensez-vous ?

## IDÉE REÇUE N° 17

# Faire des abdos, c'est le secret d'un ventre plat

Allongé par terre, genoux pliés, les pieds bien à plat calés sous le sofa, vous vous astreignez à faire trois séries de vingt crunchs (relevés de buste, mains derrière la tête) un matin sur deux. On vous a dit que c'était l'exercice par excellence pour faire disparaître votre petit ventre et voir se dessiner la fameuse tablette de chocolat sur votre abdomen. Seulement, voilà, cela fait déjà six semaines et vos abdos persistent à rester très discrets. Quant à votre petit « bidon », vous avez l'impression qu'il s'épanouit. Vous pensez vraiment obtenir un résultat en vous imposant une séquence de soixante crunchs par jour ? Laissez-moi vous dire que vous n'êtes pas au bout de vos peines !

### Rappel anatomique

Avant d'essayer de comprendre ce qui ne fonctionne pas avec l'exercice des crunchs, il faut déjà savoir ce que recouvre le terme « abdominaux ». Première chose : savez-vous que lorsque l'on parle des abdos, il s'agit en fait de quatre muscles ? Ils se nomment le grand droit, le petit oblique, le grand oblique et le transverse. Ces muscles sont la clé de votre harmonie posturale et d'un bon maintien.

Les crunchs mobilisent essentiellement le grand droit, l'abdo de la frime, celui qui donne la fameuse tablette de chocolat. Or, celui qui vous intéresse si vous rêvez d'un ventre plat, c'est le moins connu, le transverse, qui se contracte quand vous toussez et qui permet de « rentrer » le ventre. Allez-y, toussez pour voir… Voilà, vous l'avez senti, c'est bien celui-là tout en bas du ventre. Pour le faire travailler et le renforcer efficacement, il n'y a rien de mieux que le gainage. Je vous en reparlerai plus loin.

> « Vous n'obtiendrez aucun résultat si vous négligez un paramètre fondamental : soigner vos intestins. »

Pour commencer, il faut être conscient que vous n'obtiendrez aucun résultat si vous négligez un paramètre fondamental : soigner vos intestins. Avoir un ventre plat commence au niveau de votre gros intestin et de votre côlon.

Le renflement disgracieux (plus ou moins important) qui vous obsède au niveau de la sangle abdominale s'appelle une « ptôse ». C'est tout simplement un relâchement musculaire qui résulte de la pression exercée sur les parois du ventre par des intestins congestionnés, gonflés, lourds. Ceci est symptomatique d'une alimentation déséquilibrée, voire anarchique, qui allume des petits foyers inflammatoires dans l'écosystème intestinal, empêchant le bon déroulement du processus de tri et de traitement des aliments. Bref, des conditions idéales à la prolifération des cellules graisseuses et au processus de stockage… Voilà comment les intestins prennent du volume. La gravité aidant, ils finissent par s'écraser sur le plancher pelvien. Commence alors à se dessiner cette fameuse « boursouflure ventrale » – ou « petit bidon », si vous préférez – qui, si l'on n'agit pas en reprenant des habitudes alimentaires saines, prendra de l'ampleur au fil du temps.

Vous risquez d'aggraver la situation en rajoutant des séries de crunchs sur vos intestins mal en point. Mal exécutés, ces relevés de buste rapprochant le nombril et le pubis ne feront qu'accentuer le phénomène de ptôse si l'on n'y associe pas une technique de respiration bien spécifique. Cerise sur le gâteau : vous risquez de vous faire mal au dos !

### Une stratégie globale

Alors quelle tactique adopter pour se dessiner enfin un ventre plat et pour que cela dure ? On commence par oublier les solutions de facilité qui, en vérité, ne fonctionnent pas

– genre électrodes branchées sur le ventre ou crèmes prétendument miracles – et on se met au travail !

Première étape : on assainit nos intestins en leur offrant une détox. Une petite monodiète de trois jours (c'est-à-dire ne manger qu'un seul aliment matin, midi et soir, en s'hydratant régulièrement avec de l'eau, des infusions bio ou du thé vert) leur fera le plus grand bien. Je conseille d'effectuer la monodiète avec des pommes. Grâce à leur pouvoir très rassasiant, c'est la diète la plus facile à suivre quand on n'est pas habitué. À la suite de ces soixante-douze heures, il s'agira évidemment de suivre de bonnes habitudes alimentaires pour éviter le retour des inflammations et potentialiser le processus de « dégonflement » des intestins. Pour cela, il y a plusieurs réflexes à adopter, à commencer, entre autres, par consommer plus de légumes au déjeuner et au dîner, fuir le mélange protéines animales + féculents et bannir ces derniers du menu du soir. Ce sont déjà là de bonnes bases pour commencer[1] !

En matière d'exercices physiques, n'oubliez pas une règle cruciale : ne jamais travailler un seul groupe musculaire ! Les crunchs sont efficaces uniquement pour le grand droit. Afin de renforcer vos autres abdos, et notamment le grand transverse, optez pour des séances de gainage. Ce travail spécifique consiste à mettre sous tension les muscles abdominaux tout en restant immobile. L'un des exercices phares

---

[1]. Vous pouvez consulter tous les conseils nutritionnels utiles pour une bonne hygiène alimentaire sur le site www.fitnext.com.

## 17 • FAIRE DES ABDOS, C'EST LE SECRET D'UN VENTRE PLAT

est de « faire la planche ». Il en existe d'autres, dont l'avantage est de respecter la fonction première de ce groupe musculaire responsable de l'harmonie posturale et du bon maintien du rachis. Mais, comme je le disais, pas question de ne cibler que les abdos. Il faut toujours solliciter l'ensemble de la chaîne musculaire. L'idée consiste donc à effectuer des exercices globaux en combinant du gainage avec des pompes, du « breakdance », des squats et des fentes qui mobilisent à la fois les abdos et d'autres muscles dits stabilisateurs ou « rigidificateurs ».

> « Afin de renforcer vos autres abdos, et notamment le grand transverse, optez pour des séances de gainage. »

Quand on débute, travailler avec le seul poids de son corps suffit mais, au fur et à mesure, il est grandement recommandé d'effectuer certains exercices (fentes ou squats par exemple) avec des poids ou des haltères. Pourquoi ? Pour potentialiser les effets de ces séances de musculation (deux par semaine, c'est le top !) dont on a vu qu'elles faisaient des miracles sur la silhouette mais aussi la forme et la santé[1].

---

1. Voir idée reçue n° 14, p. 143.

**En résumé**

- Pour réussir à obtenir, puis à conserver, un ventre plat on s'occupe de ses intestins AVANT de travailler ses abdos. Gardez en tête que travailler ses abdos, c'est à 70 % des efforts sur l'alimentation et à 30 % des exercices physiques. Pour parvenir à rendre ses abdos apparents, il faut réduire la couche de gras à sa plus simple expression !
- La clé pour un ventre plat passe par un travail de gainage afin de renforcer l'ensemble des muscles abdominaux et, en particulier, le transverse.
- Ne commettez pas l'erreur de ne solliciter qu'un seul type de muscle ! Faire des exercices globaux, mobilisant l'ensemble de la chaîne musculaire, est fondamental pour arriver à un résultat optimal et enfin voir disparaître ce « petit bidon » persistant qui vous complexe.

# Remerciements

Merci à ma femme et mes filles, Margaux et Lou, pour leur soutien et leur amour inconditionnel.

Merci à Sandrine Mouchet pour ses précieux conseils et sa rigueur littéraire.

Merci à Nicolas Fritsch pour sa large contribution à l'élaboration de cet ouvrage.

Merci à l'équipe Fitnext, ma deuxième famille, Adrien, Florent, Céline, Giulia, Lynda, pour cette philosophie que nous partageons au quotidien.

Merci à Denis Riché pour ses précieux conseils, sa vision et son expertise unique.

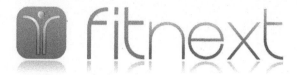

## Découvrez la méthode Fitnext

Fitnext est une méthode de remise en forme innovante créée par Erwann Menthéour, ancien cycliste professionnel, auteur et coach de personnalités du monde politique et des médias. Spécialiste en nutrition et en techniques de préparation physique, il crée en 2011 *La méthode Fitnext* qui combat les idées reçues en matière de remise en forme.

Il a su adapter l'intelligence déployée autour des sportifs professionnels pour proposer une méthode simple, efficace et accessible à tous.

La plateforme internet permet une hyper-personnalisation des programmes et un suivi quotidien, alimentaire et sportif. Fitnext s'est également associé à une équipe de cardiologues, naturopathes, psychologues, préparateurs physiques pour établir le bilan psycho-corporel de chaque abonné et le suivre dans son programme.

**www.fitnext.com**

## Les bénéfices de la méthode Fitnext

- Perdez du poids grâce aux recettes faciles et savoureuses élaborées par Giuliano Sperandio.

- Tonifiez-vous grâce aux séances de sport en vidéo d'Erwann à faire chez vous ou en salle.

- Relaxez-vous grâce aux séances de yoga en vidéo.

- Posez vos questions aux coachs Fitnext 7j/7.

- Bénéficiez d'une multitude de conseils bien-être, recettes et astuces.

- Détox, vitalité, perte de poids, sommeil réparateur, bien-être.

Dès le printemps 2014, retrouvez la nouvelle édition revue et augmentée de *La Méthode Fitnext* d'Erwann Menthéour.

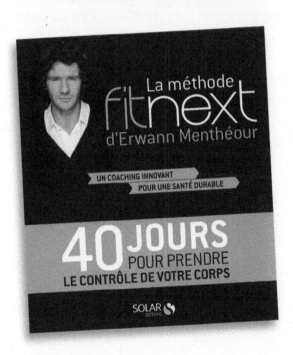

## Ils ont suivi la méthode et ils en sont ravis

Jenny : « *Les 7 kilos que j'avais à perdre, je les ai perdus en 41 jours. Je n'ai jamais aussi bien dormi, je n'ai jamais eu autant d'énergie, je n'ai jamais été aussi efficace dans mon travail ou aussi zen avec mes merveilleux enfants...* »

Florent : « *J'ai perdu 14 kilos en 6 mois. Tous mes collègues au bureau ont voulu connaître mon secret ! Il s'appelle Fitnext. Je mange mieux, je suis moins fatigué et beaucoup plus tonique. Merci à toute l'équipe.* »

# Notes

# Notes

# Notes

# Notes

Direction éditoriale : Jean-Louis Hocq
Éditeur : Benoît Bontout
Réalisation : Nord Compo
Fabrication : Emmanuelle Laine

Cet ouvrage a été imprimé en France par

à Saint-Amand-Montrond (Cher)
en janvier 2014

N° d'impression : 2007583
Dépôt légal : janvier 2014